식탁을
엎어라

식탁을 엎어라

초판 1쇄 인쇄 2010년 8월 1일
초판 1쇄 발행 2010년 8월 10일

지은이 박중곤
펴낸이 김연홍
펴낸곳 아라크네

출판등록 1999년 10월 12일 제2-2945호
주소 121-865 서울시 마포구 연남동 224-57
전화 02-334-3887 **팩스** 02-334-2068

ISBN 978-89-92449-58-8 03570

식탁을 엎어라

먹을거리에 숨겨진 충격적인 비밀을 밝힌다

· 박중곤 지음 ·

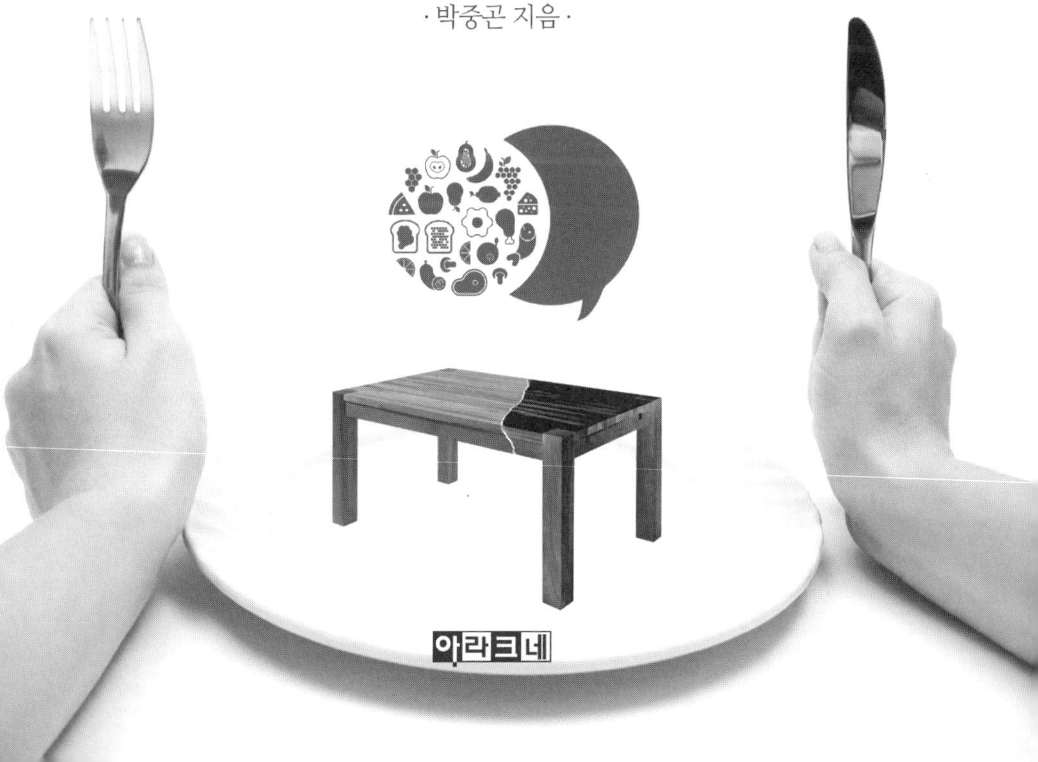

아라크네

| 프롤로그 |

| PART 1 | 동물 농장은 없다

'털 없는 닭'이 나왔다고? 015
돼지 공장에서 벌어지는 일들 022
목가적이지 않은 낙농 목장 027
송아지 고기의 진실 030
적게 먹고 살을 잘 불리는 소 033
식탁을 떠도는 유령 036
조류 인플루엔자의 공격 041
돼지 인플루엔자가 온다 046
인플루엔자 대유행으로 인한 경제적 손실 050

| PART 2 | 먹는 것이 당신을 만든다

058 공공건강의 최대 적, 비만
062 암과 음식의 상관관계
065 당뇨 대란과 라이프스타일
068 현대인 사망 원인 1위
072 아토피성 피부염과 건강식
076 현대인을 괴롭히는 또 하나의 적
080 정자 수가 감소한다
083 글로벌 질병 부담

| PART 3 | 식품 오염원과의 전쟁

식품 안전사고, 멜라민 파동 091
극소량으로도 해를 끼치는 곰팡이독소 094
환경호르몬, 피할 길이 없다 097
다이옥신과 건강, 그리고 푸드 체인 100
트랜스 지방을 퇴출시켜라 104
식품첨가물과 식품 위장 108
병원미생물의 괴력 112
방사선 조사 식품의 이율배반 119
중금속 오염을 줄여라 125

| PART 4 | 순리를 거스르는 현대 농수산업

133 농약은 왜 쓰는가
137 염산, 바다의 농약
140 동물을 기르는 데 항생제가 쓰인다
144 현대 농업의 잘못된 모습
147 우려스러운 양액재배
150 토양이 오염되고 있다
154 유전자변형 농작물의 두 얼굴
158 복제동물 생산의 부작용

| PART 5 |

식탁 안전성 확보 어디까지 왔나

동물복지가 중요하다 165

무항생제 축산의 장점 171

식물에도 복지가 필요하다 174

해썹HACCP의 효과 179

농산물우수관리제GAP의 필요성과 한계 183

책임 소재를 분명히 하는 이력추적제 188

원산지통제명칭AOC의 시사점 192

| PART 6 |

식품 안전을 위해 고려해야 할 것들

197 생물다양성을 되살려라

202 식품 이동 거리를 축소시켜라

206 전원도시 건설과 도시농업

210 생태계와 인간의 상호 연결

213 생태계와 어울리는 농업

216 유기농업은 건강하다

221 슬로푸드, 신토불이, 지산지소

226 채소, 과일 소비 운동

| PART 7 |

식탁 위의 코스모스를 위하여

가장 확실한 안전, 농식품 자가 생산 233
파머스마켓과 '얼굴' 있는 농산물 237
안전 농식품망 구축과 시민지원농업 240
안전 농식품 쇼핑의 일반 원칙 243
단체급식과 음식점의 식단 개선 246
정부, 기업 및 시민단체의 역할 249

| PART 8 |

식품안전지수, 박의 법칙 그리고 박의 계수

식품안전지수란 무엇인가 255
식품안전지수의 필요성 256
식품안전지수 산출법 257
'박의 법칙'과 '박의 계수' 268

| 에필로그 |

프롤로그 Prologue

인간 생활에 없어서는 안 될 3요소가 의식주인데, 그중 가장 중요한 것이 음식이다. 누구든 먹지 않고는 생명을 이어갈 수 없기 때문이다. 인류 역사 자체가 끊임없는 식품 획득의 역사라 해도 과언이 아니다. 동서고금을 막론하고 음식물을 풍부하게 조달해 가족을 배불리 먹이는 것은 가장들의 주요 관심사였다. 과거 왕이나 현대사회의 정치 지도자들이 항상 고민한 것도 대중에 대한 원활한 먹을거리 공급이었다.

과학기술의 진보로 생산성 높은 품종들이 잇따라 개발되고, 가공·저장 및 운송 기술이 발달하면서 현대인의 식탁은 역사상 보기 드물게 풍요로워졌다. 물론 아직도 상당수의 빈곤국이나 개발도상국들의 식탁은 식품 부족 현상을 겪는다. 그러나 과학기술이 뒷받침되지 않던 몇 세기 전에 비하면 전 세계적으로 먹을거리가 다양해지고 양적으로 놀랍게 증가한 것은 부인할 수 없는 사실이다. 덕분에 기아나 영양부족 등으로 인한 사망이나 생명 단축 등의 부정적 현상은 눈에 띄게 줄었다. 반면 영양 과잉이나 영양 불균형, '고장난 식품' 등으로 인한 식원병食原病은 기하급수적으로 증가해 왔다. 이는 현대인의 식탁에서 질서가 상당 부분 실종되고 대신 혼돈이 자리했음을 말해준다.

인간의 질병은 크게 전염성 질환과 비전염성 질환으로 구분되는데, 식원병은 대부분이 비전염성 질환이다. 세계보건기구WHO 통계에 따르면 지난 2001년에 사망한 5,600만 명 중에 비전염성 질환이 원인인 경우가 60% 정도이며, 이것이 글로벌 질병 부담의 47%를 차지했다.[1] 이 수치는 현재의 추세가 계속된다면 2020년 각각 73% 및 60%로 높아질 전망이다.[2]

이러한 비전염성 질환은 서구에만 국한되지는 않는다. 식생활이 날로 서구화하는 개발도상국에서 2020년에 전체 사망자 10명 중 7명이 비전염성 질환으로 인한 사망자일 것으로 예측된다.[3] 따라서 비전염성 질환을 유발하는 위험요인 통제가 국제기구와 각국 정부의 주요 관심사로 떠올랐다.

WHO가 밝히는 비전염성 질환 위험 증가 요인 중 음식물 관련 사항은 '지방, 설탕 및 소금 함량이 높아 열량은 높지만 영양가는 빈약한 식품의 섭취 증대'다. WHO는 비전염성 질환 위험 완화를 위해 채소 및 과일 섭취 증가, 설탕 및 소금 섭취 제한, 포화지방 및 트랜스지방 섭취 제한, 에너지 균형 및 적정 체중 유지 등을 줄기차게 강조해 왔다.[4] 국제암연구기금WCRF International이나 미국 질병통제예방센터CDC 등의 견해도 WHO와 다르지 않다.

또 다른 측면에서의 식원병 증가 원인으로는 잘못된 식품의 양산 및 운송 체제에서 찾아볼 수 있다. 잘못된 식품의 대량 생산은 생산성과 효율성 증대에 매몰된 현대 자본주의 시스템이 결과한 것이다. 농약이나 항생제의 오·남용, 다이옥신을 비롯한 각종 환경호르몬의 잔류, 식품첨가물의 사용 증가 등은 식품 안전성을 저해해 식탁의 불안을 야기한다. 유전자 조작 식품과 복제동물 식품, 방사선 조사 식품 등은 식탁이 자연의 질서로부터 멀어지게 하는 요인이 될 수 있다.

더욱이 생산성 향상을 지나치게 추구한 나머지 생물다양성이 나날이 파괴되고, 각종 인수공통전염병이 인류를 괴롭히는 등 부작용이 수그러들지 않는다. 현대의 발달한 물류 시스템과 지구촌을 덮친 신자유주의 물결은 국가간, 지역간 식품 이동을 촉진해, 인간에게 다른 생태계의 식품 섭취를 강요하는 모순을 낳고 있다. 이러한 모든 반자연적, 비합리적 현상이 식탁의 부조화로, 나아가 식원병 증가로 연결되는 것이다.

이 책에서 가장 염두에 둔 것은 식탁이 자연의 조화를 되찾도록 하는 것이다. 인간은 식탁과 원만한 동거를 이뤄내야 한다. 그러기 위해서는 밥상 위에 우주적 질서를 부여해야 한다. 자연주의나 생태주의의 부활은 그래서 식품의 생산, 가공, 저장, 운송 및 조리 과정에서 매우 중요하다. 그러한 부활의 싱그러운 단면들을 슬로푸드 운동이나 도시인의 체재형 주말농장인 클라인가르텐klein garten 활동, 유기농업, 동물복지 등의 분야에서 찾아볼 수 있다.

유엔 식량농업기구FAO와 WHO 등 국제기구들은 식품 안전성 확보를 통한 인류 건강 증진을 위해 각국 정부가 주도면밀한 전략을 수립해 수행할 것을 강조하고 있다. 필자는 그러한 활동에 부응하기 위해 이 책을 집필했다. 우선적으로는 현대인들의 먹을거리가 양적인 풍요를 가장한 채 얼마나 반자연적이고 비생태적으로 생산되고 있는지를 고발하고자 한다. 그 다음에는 식품 자연주의의 부활과 식품안전지수FSI의 개발 및 실용화를 강조하고자 한다. 이 같은 방법을 통해 식탁 위에 우주적 질서cosmos를 되찾고 카오스chaos를 밀어내는 것은 현대인과 미래 인류의 건강과 행복을 위해 매우 긴요한 일이다.

식탁을 엎어라 • PART1

동물 농장은 없다

효율성 극대화에 치중한 오늘날의 동물 사육 방식은 한마디로'공장형 축산'으로 요약된다. 현대의 축산업은 좁은 면적에서 최소한의 비용 투입으로 최대한 많은 양의 고기와 달걀과 우유를 얻기 위해 가축을 기계처럼 다루고 있다. 동물은 더 이상 존엄한 생명력을 지닌 대상으로 여겨지지 않는다. 농장이란 개념이 실종되고 돼지 공장, 닭 공장, 달걀 공장, 비육우 공장, 우유 공장 등으로 형질이 변경됐다.

이러한 반자연적인 동물 사육 방식은 광우병과 조류 인플루엔자, 신종 플루 등의 인수공통전염병 발생과도 관련 있는 것으로 의심받고 있다. 자연계의 질서를 무시한 사육 방식이 동물의 고통을 초래하고, 이들로부터 얻어진 고기와 달걀과 우유를 안전한 먹을거리로 인정하기 어렵다면 이는 범상히 넘길 사안이 아니다. 더욱이 오늘날 전 세계에 팬데믹pandemic까지 초래하는 인수공통전염병은 인류의 미래마저 불안케 하고 있다.

이 장을 통해 반자연적인 동물들의 사육 과정과 인수공통전염병의 실상을 살펴봄으로써 인류의 식탁이 직면한 위험의 정도를 어느 정도 체감할 수 있을 것이다. 그리고 사태를 파악하고 나면 문제 해결 방안을 찾는 마음도 그만큼 다급해질 것이다.

'털 없는 닭'이 나왔다고?

인류 사회가 산업사회로 진입하기 전만 해도 닭들에게는 '놔먹이는 새'에 준하는 자유와 행복이 부여돼 있었다. 닭들은 수탉을 중심으로 암탉과 중닭, 병아리들이 가족을 이뤄 생활했다. 암탉이 둥지에서 알 낳고 꼬꼬댁거리는 소리나 수탉의 우렁찬 울음소리는 농촌의 건강성을 상징했다. 닭들은 경우에 따라 담장을 넘어 날아가는 원시성을 발휘하기도 했다.

그랬던 닭들이 오늘날은 어떤 운명에 처해 있는가. 만일 닭의 조상들이 살아 돌아온다면 기절할 만한 사건들이 오늘날 '닭 공장'에서 연일 벌어진다.

✚ 알 잘 낳는 기계

오늘날 산란계는 좁은 철망battery cage 안에 몇 마리씩 갇혀 사는 신세로 전락했다. 3~4단으로 해서 일렬로 죽 늘어선 철망마다 닭들이 빼곡히 들어차 있다. 공간이 비좁아 몸을 돌리고자 해도 제대로 돌릴 수 없다. 대부분 국가의 산란계 농장 풍경이다.

선진국이라고 해서 크게 다를 것도 없다. EU와 캐나다 등지에서 동물복지 정책의 일환으로 철망 면적을 더 넓혀 운용하기도 하지만, 아직까지 경제성 때문에 '달걀 공장' 형태로 산란계 농장을 운영하는 선진국들이 적지 않다. EU는 동물복지 정책을 강화해 2012년부터 산란계의 배터리 케이지 사육을 전면 금지키로 했지만, 농가 단위에서 어느 정도 지켜질지는 두고 봐야 알 수 있는 일이다.

현대의 공장식 사육을 옹호하는 이들은 잘 설계된 철망이야말로 인간 사회의 아파트와 다를 바 없다고 주장하기도 한다. 그러나 아파트와 철망은 분명 다르다. 아파트는 사람이 직장이나 학교에 다니다가 주로 밤에 돌아와 머무는 공간이다. 가사노동을 하는 주부도 쇼핑 등으로 자유로이 나다닐 수 있다. 이처럼 사람은 낮에 외출했다가 돌아올 수 있지만, 닭은 그렇지 못하다. 산란계는 매일같이 사료 먹고 알 낳는 일을 반복하다 경제성이 떨어져 쫓겨날 때까지 철망 안에서 영어囹圄의 생활을 해야 한다.

이는 닭의 본성을 고려하지 않은 사육 방식이다. 본래 닭은 흙을 발로 헤쳐 벌레와 지렁이, 풀 따위를 쪼아 먹는 '뇌먹이는 새'다. 추수 후 벼논이나 밀밭에 떨어진 이삭과 개구리, 심지어 작은 뱀까지도 닭의 좋은 먹잇감이다. 수탉을 중심으로 하여 암탉 몇 마리가 무리지어 돌아다니며, 때로는 뛰고 때로는 날갯짓하며 목청껏 울기도 한다. 몸 안의 이나 기생충을 없애려고 흙 목욕을 하기도 하고, 산란할 때는 둥지를 틀고 편안히 들어앉는다. 철망은 닭의 이런 특성을 무시한 시설이다.

철망 안의 닭은 제대로 움직일 수 없으며, 날갯짓은 더더욱 하기 어렵다. 자연스런 본성대로 둥지를 틀고 싶지만 이도 불가능하다. 동료 닭과 부딪혀 신경이 날카로워지기만 한다. 걸핏하면 놀라 퍼덕거리고, 스트레스로 인해 공격적 성향을 띠곤 한다. 그래서 부리로 동료 닭을 찍어 상처를 내기 일쑤다. 심할 경우 강한 녀석이 약한 녀석을 사정없이 쪼아 죽이기도 한다.

양계업자는 이 같은 문제를 근본적으로 해결하기 위해 과학기술을 동원한다. 부화 후 7일째인 어린 병아리 때와 7주령의 나이에 뜨거운 불로 달군 칼날로 닭들의 부리를 자르는 것이다. 부리 안에는 민감하고 섬세한 신경조직들이 있어 닭들의 고통이 심하지만 양계업자는 괘념치 않는다. 그는 오히려 상처를 예방해 닭의 건강성을 지킬뿐더러 금전적 손실도 줄일 수 있어 만족해한다.

철망 속의 닭들은 살아 있는 생명체라기보다 '알 잘 낳는 기계'라고 부르는 편이 더 낫다. 실제로 서양의 양계업계에는 이미 오래 전부터 닭을 동물보다 기계로 보는 관점이 있었다. 동물 기계animal machines론이야말로 바로 그러한 관점이다. 산란계에 대한 다음의 철저히 계산된 판단은 닭을 대하는 인간의 생각이 어떠한가를 잘 말해 준다.

> '오늘날의 layer산란계는 무엇보다 원료인 사료를 최종 생산물인 달걀로 바꾸어내는 매우 효율적인 기계일 뿐이다. 물론 유지 보수도 그다지 필요치 않다'[1]

Layer란 말부터가 닭을 더 이상 닭chicken으로 보지 않는 개념이다. layer란 '알 낳는 녀석' 정도의 뜻이다. 고기를 먹기 위해 기르는 육계, broiler도 마찬가지다. 이는 '구워 먹는 것'이란 의미다. 동물에게 자연스레 부여돼 있던 호칭을 거두고 이처럼 식품의 가치에 따라 새 이름을 부여한다는 것은, 가축을 더 이상 생명의 존엄성을 지닌 동물로 보지 않는다는 것과 다를 바 없다.

산란계들에게는 부리 자르기 외에도 일생 동안 몇 가지 고통이 더 따른다. 일례로 강제 털갈이를 들 수 있다. 본래 털갈이molting란 조류의 깃털이 빠지고 새로운 깃털로 바뀌는 것을 말하는데, 조류는 대개 번식 후 자연발생적으로 연 1회 털갈이를 한다. 이와 달리 강제환우强制換羽 forced molting는 생산성 향상을 위해 인공적으로 털갈이를 시키는 것이다.

방법은 일정 기간 사료와 물을 주지 않고 어두컴컴한 곳에 방치하는 것이다. 그러면 닭들은 스트레스를 받아 자연 상태의 털갈이와 유사한 생리 변화를 겪게 된다. 이렇게 강제 털갈이를 하면 산란율이 향상되고 달걀 무게가 무거워지며, 달걀 껍데기가 두꺼워지고 치밀해지는 현상이 나타난다. 또 야간에 불을 밝히면 산란계들은 낮으로 착각해 사료를 더 먹고 알을 더 낳는 경향이 있다. 그러나 이 모든 과정이 닭들에게는 수난이다.

산란계는 지속적으로 공급되는 고단백질 사료를 부지런히 쪼아 먹고 알만 잘 낳으면 된다. 이렇게 해서 얻어진 달걀은 자연 방사放飼한 닭의 알과 차이점을 보인다. 대표적인 것이 노른자위의 탄력성 차이다. 자연 방사한 닭의 알은 노른자가 비교적 탱탱해 젓가락으로 찔러도 잘 퍼지지 않는 반면 기계식 사육란은 노른자가 맥없이 잘 터진다. 노란색을 더 짙게 하려고 닭에게 각종 화학첨가물을 먹이는 경우도 적지 않다.

겉으로 드러나는 이 같은 문제 외에 더 본질적인 문제에 접근하지 않을 수 없다. 철망 속 산란계의 생활이 왜곡돼 있는 마당에 그것이 낳은 달걀을 완전식품이라 강변하기는 쉽지 않을 것이다. 생명체로서의 소중한 본성을 거부당한 '산란 기계'가 낳은 이 달걀들은 생명체가 탄생할 수 있는 유정란이 아니라, 부화해도 병아리가 나오지 않는 무정란이다.

✚ 걸어 다니는 고깃덩어리

육계는 프라이드치킨용을 비롯해 통닭구이용, 삼계탕용, 백숙용 등 여러 종류가 있다. 용도에 따라 종류와 사육 기간이 약간씩 달라 몸무게가 차이 나는데, 대체로 4~10주 동안 키워 출하한다. 미국의 경우 1.8~2kg, 한국은 1.5kg 정도의 중병아리로 자랐을 때 출하한다. 중국과 동남아시아에서는 주로 완전히 다 자란 닭을 유통시킨다. 이러한 차이는 그 나라의 소비문화 차이에서 비롯된다.

병아리들은 조물주로부터 15~20년의 기대수명을 부여받고 태어난다. 개중에는 무려 25년 정도까지 생존하는 할머니, 할아버지 닭도 있다. 이에 비하면 오늘날 도시에서 사람들이 프라이드치킨이나 삼계탕용으로 소비하는 육계는 수명을 너무 짧게 누리고 생을 마감하는 셈이다. 기껏해야 수십 일간 모이만 찍어 먹다가 도계장으로 향하기 때문이다.

20일 정도의 부화 기간을 거쳐 태어나는 병아리들은 육계 전문 사육 농장으로 옮겨져 사육되기 시작한다. 오늘날 육계 농장의 계사는 시멘트 벽돌 건물이나 비닐하우스 형태를 띤 경우가 대부분이다. 그 건물 안에 놔먹이거나 배터리 케이지에 몇 마리씩 넣어 사육한다. 최근에는 무창계사windowless poultry house 형태로 실내 온도와 환기량, 밝기 등을 인위적으로 조절하는 육계 농장들도 많이 등장했다. 그러나 어떤 계사이건 간에 육계들이 빽빽이 들어차 있는 것은 동일하다. 1㎡에 20마리 정도 사육하는데, 이 정도면 닭들이 서로 부대껴 움직이기조차 힘든 사육 밀도密度다.

육계업자들은 닭들은 서로 기대어 사는 것이 좋다는 점을 강조한다. 기대어 지내면 서로 체온을 나눠 겨울에 난방비를 절감할 수도 있다고 한다. 그러나 서로 몸이 부딪혀 날개도 펴기 힘든 좁은 면적이 닭의 본성을 배려한 공간이라고 말할 수는 없다. 이는 최소비용으로 생산성을 최대한 끌어 올리려는 상업적 목적이 앞선 결과다.

물론 육계들은 무창계사일 경우 적정 온도와 습도, 환기가 잘되는 실내공기 등으로 만족을 누리는 것으로 비칠 수도 있다. 그러나 육계도 산란계의 경우처럼 닭이 지닌 본래의 습성, 즉 호기심 많고 가족끼리 강한 유대관계를 갖는 사회성은 무시되고 있는 것이다.

육계들은 사육 기간 동안 거의 운동을 할 수 없는 상황에서 살찌우는 프로그램에 따라 사료를 먹고 계분을 배설하는 과정만 되풀이한다. 결코 닭이 자연의 질서에 맞게 성장하는 것으로 보기 어렵다. 더욱이 이렇게 해서 증체되는 닭고기들에는 사료, 음용수 등에 섞여 있던 항생제가 잔류할 수도 있어 자연계의 닭고기와 근원적 차이를 드러내게 된다.

우리를 육계보다 더 불안케 하는 것은 경제성이 떨어져 도태되는 산란계들이다. 이런 산란계들은 대개 도계장으로 보내져 발골拔骨 과정을 거친 뒤 소시지와 햄 등의 원료로 이용된다. 육계보다 1년 정도 더 오래 동물로서 행복해질 권리를 박탈당한 채 살아야 하므로 긍정적 식품이 된다고 보기 어려운 것이다.

몇 해 전에는 이스라엘의 헤브루Hebrew대학에서 '털 없는 닭featherless chicken'을 개발해 화제가 되기도 했다.[2] 닭 육종 전문가가 가공업자들의 털 뽑는 수고를 덜어주기 위해 아예 털이 나지 않는 육계를 탄생시킨 것이다. 이쯤 되면 닭이라기보다 차라리 '걸어 다니는 고깃덩어리'라 해야 할 것이다. 인간의 편리성 추구가 극단으로 치닫고 있음을 보여 주는 결과다.

돼지 공장에서 벌어지는 일들

돼지는 흙에서 살며 주둥이로 바닥을 파헤쳐 흙 속 벌레나 풀뿌리 등을 찾아 먹길 좋아한다. 자연 상태의 수사슴이나 버펄로와 마찬가지로 흙을 자기네 고향처럼 여겨 그 속에서 뒹굴거나 뛰어다니고, 배나 등을 비벼대는 기질이 있다.

산업화 이전의 돼지들은 나름대로 이런 본성을 유감없이 발휘할 수 있었다. 요즘도 중국 하이난도 등 동남아시아 지역에서는 농가 마당을 들락거리며 자유롭게 사는 돼지들을 볼 수 있다. 현대의 공장식 축산 시스템에서는 상상도 할 수 없는 일이다. 제멋대로 돌아다니다가 심심하면 흙탕물에 몸을 처박고 목욕하는 돼지와, 콘크리트 바닥이나 철근 위에서 살아야 하는 '공장 돼지'의 신세는 하늘과 땅 차이이다.

물론 돼지 공장의 돼지는 사료를 충분히 먹을 수 있는 여건이 장점이다. 병에 걸리면 수의사가 치료해 주고, 혹한이 닥쳐도 얼어 죽을 염려가 없다. 그렇지만 그밖에는 거의 모든 것을 상실했다. 요즘의 돼지는 자연스런 본능을 바탕으로 성장하는 게 아니라, 사육자의 의도대로 고기를 불리는 생물체가 돼버렸다.

현대의 양돈장은 겉으로는 번듯한 시멘트 건물로 이뤄져 그럴듯해 보인다. 그러나 그런 공간이 자연스런 본성 발휘의 관점에서 볼 때 돼지에게는 일종의 '감옥'이다.

세계적인 돼지고기 수출국인 덴마크 등 일부 선진국이 돼지에게 최대한 좋은 환경의 양돈장을 운영한다며 자랑이지만, 그것은 인간의 관점일 뿐이다. 돼지에게는 차가운 시멘트나 철근 혹은 철판으로 이뤄진 바닥이 고통이다. 주둥이를 들이대면 아프기만 하다. 땅을 판다는 것은 완전 불가능하다.

더구나 돼지 한 마리당 주어지는 공간이 어디 넉넉한가. 두세 평 남짓한 공간에 10여 마리가 사는 것은 보통이다. 심지어 수백 마리를 닭장처럼 자동화된 시스템에 한 마리씩 층층이 가둬 사육하는 경우도 있다. 일명 '베이컨 창고'다. 돼지 한 마리가 들어간 철창 우리의 바닥 면적은 0.2평에 불과하다. 여기서 전 생애를 보내는 것이다. 돼지는 움직일 공간이 거의 없어 쓸데없는 일에 칼로리를 소모하지 않는다. 적은 비용으로 더 빨리 체중을 늘려 더 많은 이윤을 얻을 수 있는 효율적인 방법이다.

더욱이 암모니아 가스와 메탄가스 등으로 인한 악취는 견디기 힘들 만큼 심하다. 이는 돼지의 배설물에서 생겨나는 악취다. 멋모르고 돈사에 들어간 외부인은 끔찍한 공기가 눈과 후각을 바늘처럼 콕콕 찌르는 것을 느끼고 놀란다. 사정이 이러하니 돼지가 각종 호흡기 질환에 시달리는 것은 너무나 당연하다.

그러나 농장주에게는 돼지의 신속한 체중 증가만이 중요하다. 비육돈의 경우 새끼 때부터 이렇듯 차가운 콘크리트 바닥에서 악취와 유해 가스에 둘러싸여 5~6개월을 지내야 한다. 돼지가 하는 일이란 도살장에 실려 갈 때까지 매일같이 배합사료를 먹고 배설하는 행위를 되풀이하는 것이다. 좁은 공간이어서 제대로 움직이거나 뛰어다닐 수 없다. 그러니 심한 스트레스로 종종 공격적 성향을 보이기도 한다. 이는 본성을 거부당한 데서 오는 당연한 생리적 반응이다.

임신돈도 사정이 다르지 않다. 농장주는 비육돈에게서 고기를 한 근이라도 더 얻으려 하듯이 임신돈으로부터 새끼를 한 마리라도 더 얻으려 애쓴다. 이를 위해 좁은 면적에서 출산율을 최대한 높일 수 있는 과학기술이 총동원된다. 임신돈은 임신 기간114일 대부분을 비좁은 사육틀stall 안에 갇혀 지낸다. 살갗에 닿는 것이라곤 이물감이 느껴지는 콘크리트나 철근 바닥과 벽이다. 과거 농경사회의 조상 돼지처럼 바닥이 따스한 지푸라기 둥지를 찾아 들어갈 수도 없다. 늘 따뜻하게 해야 할 배를 차가운 바닥에 대고 살아야 하는 것은 오늘날 임신돈들의 피할 수 없는 운명이다.

임신돈들은 분만 1주일 전 사육틀에서 분만실로 이동한다. 이곳에서는 분만할 때 새끼를 깔아뭉개지 못하도록 고안한 분만틀에서 지낸다. 어미돼지는 분만틀에서 무려 12시간 정도 산고産苦를 거치며 10~20마리의 새끼를 낳는다. 그런데 이렇게 태어나는 새끼돼지들의 운명 또한 복잡하다. 가혹하게 적용되는 과학기술 탓이다.

✚ 이빨과 꼬리가 잘리는 새끼돼지

새끼돼지는 태어날 때부터 이빨을 일부 지니고 나온다. 젖을 빨다가 이 이빨로 어미 젖꼭지를 물어뜯기도 한다. 또 새끼들끼리 서로 싸우다 다치는 경우도 있다. 상대를 공격할 때는 종종 꼬리를 물어뜯는다. 새끼들의 이 같은 공격적 행동은 그럴 만한 이유가 있다. 밀폐된 공간의 악취와 차가운 바닥 등 열악한 환경 탓이다. 그런데도 현대식 사육 시스템은 효율성 증대에 매몰돼 이러한 환경 개선에는 관심이 없다.

환경 개선은커녕 주인은 오히려 특이한 기술을 적용한다. 펜치로 새끼의 이빨을 잘라버리는 것이다. 꼬리를 원천적으로 공격당하지 말라고 꼬리도 싹둑 자른다. 이 가공할 방법이 현대의 공장식 축산에서는 경이롭고 효율적인 기술로 받아들여진다.

돼지들은 본성이 철저히 억압당하면 미치다시피 해 절망적인 행동까지 보인다. 꼬리 물어뜯기와 어미 유방에 상처내기에서 더 나아가 심지어 동료 등짝까지 파먹는다.[1] 이는 돼지가 원하는 환경을 갖춰주는 게 얼마나 중요한가를 잘 말해 주는 병리현상이다.

그러나 최대의 이윤 추구가 목적인 현대의 '돼지 공장'에서는 비용 문제로 이것이 불가능하다. 따라서 이상한 환경 자체에는 전혀 손대지 않고 오히려 이빨과 꼬리 자르기를 반복하는 것이다. 영국처럼 동물복지가 정착된 선진국에서는 꼬리나 이빨 자르기가 불법이지만, 돼지의 생산성 향상이 다급한 개발도상국에서는 아직까지 이러한 작업이 일상적으로 이뤄지고 있다.

대부분의 농장에서는 새끼가 태어나 3~4주 만에 젖을 뗀다. 새끼들은 보통 4~5주 동안 어미에게 붙어 젖을 빠는 게 정상이지만, 어미의 재再임신을 앞당기기 위해 수유 기간을 단축한다. 심지어 분만 직후 새끼들을 바로 떼어놓는 농장도 있다. 이때 새끼들은 어미의 젖꼭지 대신 기계 젖꼭지를 물게 된다.[2] 그 후 새끼들의 식사는 우유와 사료로 대체된다.

한편 대부분의 수퇘지는 비육 중 거세를 한다. 이렇게 하면 성질이 온순해지고 성욕이 감퇴해 사육하기 편리하며 체중이 빨리 증가한다. 또 도축했을 때 돼지고기 특유의 노린내가 나지 않아 상품성이 향상된다. 인간의 이익 극대화를 위해 돼지를 생명체로 보지 않고 상품으로 여기는 데서 출발하는 사육 기술이다.

더욱 우려되는 것은 항생제 잔류 문제다. 식육의 항생제 잔류 기준이 엄격하지 않고 단속도 느슨한 국가일수록 농가의 항생제 사용량이 많다. 새끼 때부터 출하 15일 전까지 예방 및 치료용 항생제와 성장촉진제를 사료에 첨가하거나 근육에 주사하는 국가들이 있다. 적어도 수의사 처방을 받아 사용해야 하는데, 이 과정마저 생략되곤 한다. 이렇게 생산된 돼지고기를 많은 나라 국민들이 별다른 우려 없이 섭취하고 있는 것이 오늘날의 현실이다.

목가적이지 않은 낙농 목장

돼지나 닭 같은 중소가축과 마찬가지로 젖소나 비육우 같은 대가축도 공장형으로 밀집 사육하는 경우가 많다. 젖소의 경우 뉴질랜드처럼 초지가 풍부한 나라는 초원에 풀어 사육하지만, 공장형 축산이 발달한 미국과 중국을 비롯한 일부 아시아 국가들은 통상적으로 우사 내에 가둬 기른다. 사료도 목초보다는 건초나 배합사료에 의존해 사육하며, 동물복지보다는 우유 생산량 증대에 모든 노력을 집중한다.

젖소의 항생제 사용은 중소가축에 비해 덜한 편이다. 그러나 현재 미국과 남미 일부 국가 및 중국 등지에서는 젖소의 우유 생산량 증대를 위해 인공 성장 호르몬artificial growth hormone 사용을 허용한다. 다만, 소비자들의 시선이 따가운 EU와 캐나다, 호주, 일본 등에서는 허용하지 않는다. 물론 새끼를 낳다가 난산으로 출혈이 심할 때나 유방염 등 질병 치료를 위해 필요한 경우는 모든 국가가 치료용 항생제 사용을 허용한다.

미국과 일부 남미 국가 및 중국 등에서 사용하는 성장 호르몬제는 미국 FDA 등의 공식 승인을 거친 BST와 rBST 등이다. 우유 생산량 증대를 위해 이를 앞 다퉈 사용하다 보니 남용하는 사례들도 종종 적발된다. 이들 국가의 공장형 젖소들은 사료 먹고 우유 짜는 일을 지루하게 반복하는 '네 발 달린 우유 펌프'와 다름없다. 최소 비용으로 최대 이윤을 창출하는 것이 낙농 경영의 목표이므로 젖소들은 이를 위해 낳아지고, 길러지고, 투약되고, 젖을 생산한다.

이들 국가의 낙농목장은 결코 목가적이지 않다. 젖소들은 평생 풀밭을 밟아보지 못한 채 콘크리트 벽으로 된 칸막이 방과 좁은 운동장을 오가며 살아야 한다. 우사 바닥은 흙이나 깔짚 대신 시멘트로 덮여 있기 일쑤다. 운동장은 젖소들의 분뇨가 쌓여 질퍽질퍽하다. 젖소들이 발굽이 푹푹 빠지며 퉁퉁한 젖을 늘어뜨린 채 운동장 한쪽에 몰려 서 있는 광경을 어렵지 않게 볼 수 있다. 대형 풍선처럼 비정상적으로 확대된 유방은 젖소가 발을 떼어놓을 때마다 바닥에 닿을 듯 아슬아슬하다.

젖소들은 우유 생산을 위해 연이어 임신해야 하며, 운동할 기회를 거의 갖지 못한다. 과다한 우유 생산과 새끼 출산으로 인해 긴장해 있기 일쑤다. 낙농업자들은 긴장감을 해소하기 위해 진정제를, 우유 생산량을 늘리기 위해 호르몬제를 각각 투입한다. 그러다 보니 과거 목가적인 시절의 젖소들보다 우유 생산량이 3배 이상 늘어, 연간 1만kg 이상의 원유原乳를 생산하는 젖소들도 적지 않다. 그러나 이처럼 생산성 향상을 위해 혹독하게 사육되다 보니 태어나 4살 이상을 넘기기 힘들다. 과거 젖소들이 20년 이상 살기도 했던 것에 비하면 지나친 단명短命이다.

우유의 항생제나 호르몬제 잔류는 젖소에 대한 동물약품 사용 규제가 철저하지 못한 나라일수록 그 가능성이 높다. 중국의 경우 2006년 중국 식품안전당국인 AQSIQ가 시중에 유통 중인 우유 제품을 수거해 조사한 결과 50% 정도의 제품에서 항생제가 잔류한 것으로 확인돼 충격을 준 바 있다.[1] 미국은 2009년 대형할인점인 월마트가 인공 성장 호르몬 rBST를 처방한 젖소의 우유 판매를 중단해 관심을 모으기도 했다.[2]

물론 오늘날 대부분의 선진국에서 생산되는 우유에서는 항생제가 거의 검출되지 않는다. 잔류물질 검출 시스템이 잘 갖춰져 있기 때문이다. 예를 들어 항생제를 사용해 유방염을 치료했을 경우 치료가 끝난 뒤 우유에서 항생제가 검출되지 않을 때까지 생산된 우유를 폐기해야 한다. 이를 지키지 않을 경우 제재가 크다.

그러나 항생제 사용 규제가 엄격한 나라라고 해도 오늘날 젖소들의 사육 환경은 다분히 반자연적이다. 초원에서 한가로이 풀 뜯고, 조용한 곳에 엎드려 먹은 것을 반추하며, 새끼를 모성애로 돌보고, 대지의 고유 파동에 맞춰 평화롭게 살아가던 젖소들은 소설 『더버빌 가의 테스Tess of the d'Urbervilles』[3]에서나 찾아볼 수 있는 유형이 됐다. 오늘날의 낙농목장은 산업화된 우유 공장과 다름없다. 거기서는 젖소들을 더 이상 동물복지의 권리를 지닌 존재로 보지 않는다.

송아지 고기의 진실

젖소가 새끼를 출산하면 암컷일 경우 착유용 젖소로 키우지만 수컷은 다르다. 도축해 고기를 먹는 비육소로 육성하거나 송아지 고기용 송아지로 사육한다.

송아지고기용 젖소 수송아지는 태어나자마자 바로 어미에게서 분리된다. 수송아지에게 어미젖을 먹이는 대신 우유를 더 많이 짜내다팔아 소득을 올리기 위해서다. 더욱이 새끼가 계속해서 젖을 빨면 어미 소는 유방이 손상될 수도 있으므로 수송아지의 분리 사육은 현대의 공장식 낙농업에서 필수적이다.

어미 소가 젖을 물리며 계속해서 송아지를 돌보게 하면 어미와 새끼 사이에 정도 생겨난다. 혈육의 정이 깊어진 뒤 송아지를 떼어내면 어미 소가 정서적으로 안정감을 잃는다. 심지어 새끼와 함께 있으려고 우리를 부수거나 뛰어넘으려 하다 다치기도 한다. 이 경우 경제적 손실이 적지 않다. 따라서 손실 예방 차원에서도 분리 사육을 하지 않을 수 없다.

어미의 초유初乳를 빨 기회를 박탈당한 송아지는 질병에 매우 취약한 상태가 된다. 이런 상태에서 송아지들은 칸막이 방에 넣어진다. 말구유만한 작은 공간이다. 거기서 도살될 때까지 4개월을 지낸다. 공간이 좁아 뛰놀거나 장난칠 수 없다. 정기적인 운동은 더더욱 허용되지 않는다. 너무 좁아서 심지어 걸어보지도 못하며, 자연 상태에서처럼 앞다리를 쭉 펴거나 돌아설 수도 없다. 아니, 거의 움직일 수 없어 날마다 웅크려 지내야 한다.

송아지를 이렇게까지 억압하며 기르는 것은 분명한 목적이 있기 때문이다. 즉, 근육 발달을 막기 위함이다. 근육이 발달하지 못하게 해야 하얀 바탕에 연분홍빛이 살짝 감도는 부드러운 살코기를 더 많이 얻을 수 있다.

유럽에서 전통적으로 예찬해온 고급 송아지고기는 태어난 지 며칠 안 되고 어미젖만 먹은 송아지에게서 얻을 수 있다.[1] 이 송아지고기에는 부드럽고 하얀 바탕에 연분홍빛이 가녀리게 감돈다. 4개월간 키워 고기 양이 증가해도 부드럽고 하얀 조직을 유지하게 하기 위해 이렇듯 비인도적인 사육 방법도 마다하지 않는다.

비인도적 방법은 거기서 그치지 않는다. 송아지 살코기를 더 하얗게 만들기 위해 일부러 빈혈을 유도한다.[2] 방법은 철분을 완전히 제거한 먹이를 주는 것이다. 이렇게 해서 철분 공급이 완전히 끊긴 송아지는 4개월 후 160kg 정도에 이르면 심한 빈혈 증세를 보인다. 녀석들은 미세한 철분이나마 얻으려고 칸막이방의 철제품을 가리지 않고 핥는다. 그래서 사육업자들은 철제 칸막이 대신 나무 칸막이를 설치한다. 또 짚이나 다른 깔짚도 주지 않는다. 철분 갈증을 달래려고 먹어치우기 때문이다.

이들 송아지는 하루 두 차례 먹이 먹는 시간을 제외하고는 어둠 속에서 살도록 강요당한다. 송아지의 지방을 늘려 생산성을 높이는 데 아주 효과적이기 때문이다. 이런 상태의 송아지들은 대부분 눈이 멀고 만다. 이렇게 기르는 송아지들이 질병에 취약해지는 것은 당연하다. 특히 소화기나 호흡기 계통 질환에 시달리기 쉽다. 따라서 항생제를 사료에 섞어 먹일 수밖에 없다. 주사약도 자주 투여해야 한다.

송아지고기를 즐기는 구미 각국의 부유층과 전 세계 고급 호텔 이용객들은 이렇게 생산된 송아지고기를 '부드럽고 맛깔스러우며 귀한 요리'로 알고 먹는다. 그것이 '식탁 위의 불행'을 먹는 것과 다름없다는 환경론자들의 목소리는 그들의 귓바퀴에 걸리지 않는다.

적게 먹고 살을 잘 불리는 소

농경시대의 소와 달리 오늘날의 비육우들은 논밭 가는 일을 하지 않는다. 그들이 일생 동안 하는 일이라곤 목장주들의 비육 프로그램에 따라 매일같이 먹고 배설하며 살을 찌우는 것이다. 사료 효율이 낮은 비육우들은 경제성이 약해 일찍 도태된다. 적게 먹고도 살을 잘 불리는 소들이 대접받는다. 물론 그런 대접은 도축장에 실려 가기 전까지로 한정된 것이다.

비육우들은 조방적粗放的 경영 방식으로 대규모로 사육되거나 집약적集約的인 형태로 소규모로 사육된다. 전자는 미국, 캐나다, 브라질, 아르헨티나, 뉴질랜드, 호주 등이, 그리고 후자는 중국과 인도 등 아시아의 신흥공업국들이나 일본 등이 택하는 방식이다. 그러나 어느 쪽이든 공장형 사육 방식이 비육우들의 일생을 지배하는 경우가 많다.

물론 뉴질랜드 같은 나라는 공장형 사육 방식을 채택하지 않는다. 이 나라는 비육우를 일생 동안 초지에 놓아기른다. 비육우들은 목초만 뜯어먹게 되며, 곡물 사료는 먹지 않는다. 뉴질랜드는 가축사료용 고기와 육골분 사료meat and bone meal 수입을 원천적으로 금지해 광우병 발생도 없다. 한마디로 '자연이 소를 키우는 나라'다.

이렇게 해서 생산되는 쇠고기는 지방과 콜레스테롤 함량이 적고 칼로리가 낮아 다이어트용으로 각광받는다. 그러나 마블링marbling; 고기를 연하게 하고 육즙이 많게 하는 지방의 분포이 약해 맛이 덜한 단점이 있다.

이를 보완하기 위해 선택하는 것이 사료곡물 급여다. 미국과 캐나다 등은 소가 태어나 12~14개월은 목초지에 놓아기른다. 그 후 비육장feedlot으로 불러들여 3~6개월간 옥수수를 비롯해 대두, 귀리, 비타민제 등이 혼합된 곡물사료를 먹인다. 이렇게 사육한 비육우의 고기는 마블링이 잘돼 육즙이 풍부한 고품질 쇠고기가 된다.

문제는 목초지에서 비육장으로 옮겨왔을 때부터다. 소들은 비육장에 들어서면서 성장촉진제를 맞는다. 현대의 산업화된 목축 시스템에서 성장촉진제 주사는 적은 비용으로 큰 효과를 거두기 위한 불가피한 선택이다. 과학자들은 성장촉진제에서 나온 낮은 농도의 호르몬이 체내에 흡수되면 그 효과는 2~3주 정도 지속된다고 말한다.[1] 소들이 도축 전까지 비육장에서 생활하는 기간이 3~6개월임을 감안할 때 도축장으로 운송되는 시점에서는 소의 체내에 호르몬제가 잔류할 가능성이 거의 없다. 그러나 어찌됐든 자연계의 질서에 반해 성장촉진제를 주사한다는 것은 식품의 진실성 측면에서 바람직하다고 할 수 없다.

비육장은 좁은 면적에 많은 소들을 가둬 기르는 곳이므로 바닥에 분뇨가 쌓여 질척질척하게 마련이다. 심지어 아프리카의 반 건조 사막 지대에 소를 방목하는 나미비아 같은 나라도 비육장은 지저분하기가 마찬가지다. 동물복지의 잣대를 철저히 들이대는 나라는 비교적 덜하지만, 특히 곡물사료에 의존해 집약농업 방식으로 사육하는 나라는 비육장 바닥의 비위생적인 상태가 늘 골칫거리다. 운동 부족으로 인한 면역력 저하와 밀집 사육으로 인한 전염력 증대도 문제다. 이로 인한 각종 질병 발생은 비육우 산업의 근간을 뒤흔들기도 한다.

비육우의 질병은 그 종류가 사람처럼 많다. 동물성 사료 급여로 인한 광우병은 차치하고라도 소 브루셀라병, 구제역, 소결핵 등 비육우 농장 경영에 치명타를 가할 수 있는 질병들이 공장형 비육우 사육장을 맴돈다. 이의 예방 및 치료를 위해 각종 동물약품이 투여되는 것은 어쩔 수 없는 측면이 있다. 소가 앓거나 죽어나갈 때는 경제적 손실이 크기 때문이다.

구제역 같은 악성 가축전염병의 경우 국가 경제에 미치는 손실 규모가 어마어마하다. 영국에서는 2001년 구제역 발생으로 농업과 농업 연관 산업 및 기타 산업에 걸쳐 80억 파운드16억 달러의 피해가 발생했다.[2] 중국은 국제수역사무국OIE이 구제역 상시 발생국가로 분류해놓고 있는데, 피해 범위가 워낙 광범위해 정확한 피해 규모 산출이 어렵다. 브루셀라병 발생으로 감염된 큰 소를 도살 매몰하느라 목장 주인과 정부 관리가 갈등을 빚는 사건은 공장형 축산이 발달한 나라에서 종종 발생한다.

아무래도 조방적 농업 형태의 소 사육에서는 질병 발생이 적다. 현대의 공장형 소 사육과 그로 인한 질병 다발은 서로 악순환의 고리처럼 연결돼 있다. 얻은 것이 있는 만큼 잃는 것도 발생하는 것은 라부아지에A. L. Lavoisier의 '질량불변의 법칙law of conservation of mass'[3]이 아니더라도 자연계의 냉엄한 질서의 한 부분인 듯하다.

식탁을 떠도는 유령

반자연적인 가축 사육 방식이 각종 인수공통전염병 발생의 원인이라고 단정적으로 말할 수는 없다. 그러나 일부 인수공통전염병이 자연계의 질서를 무시한 가축 사육 방식과 관련 있다는 주장은 과학계에서도 일정 부분 받아들여지고 있다. 대표적 사례가 광우병이다.

광우병BSE은 말 그대로 '미친 소 병mad cow disease'이다. 일단 감염되면 몇 년 후 소가 비틀거리며 이상한 행동을 보인다고 해서 그런 이름이 붙었다. 몸을 부르르 떨며 자주 넘어지는 것이 대표적 증상이고, 때로 침을 질질 흘리거나 공격적인 성향을 보이기도 한다. 이 병에 걸린 소는 뇌에 마치 스펀지처럼 구멍이 숭숭 뚫린다. 그래서 소가 미치는 것이다. 최근 프라이온prion, 더 정확하게는 변형 프라이온이 원인체로 밝혀졌는데, 이는 독특한 전염성을 가진 단백질로, 10억 개나 되는 뇌세포가 서서히 죽어가도록 유도한다.[1] 뇌세포가 죽은 자리에는 스펀지 단면처럼 구멍이 뚫리고, 일그러진 흠집들이 남는다.

프라이온은 핵산DNA 또는 RNA 없이 단백질로만 구성돼 있는 존재다. 모든 생명체의 근본으로 알려진 핵산 없이 존재하고, 복제해 질병을 일으키며, 다른 생물체로 옮겨가 다시 복제와 질병 초래를 반복하는 전염물질이다. 바이러스나 박테리아도 아닌 단백질이 마치 바이러스나 박테리아처럼 한 개체에서 질병을 유발해 다른 개체로 전염시킨다는 사실은 과학계에 엄청난 충격을 몰고 왔다.

이러한 괴상한 프라이온을 출현시킨 것은 무엇인가. 바로 초식동물인 소에게 육골분 사료를 먹여 부쩍부쩍 성장시키려 한 인간의 욕망이 화를 초래했기 때문이다. 광우병은 1986년 영국에서 최초로 발생했는데 당시 과학자들은 반추동물, 특히 양의 부산물을 갈아서 소의 사료로 만드는 과정에서 프라이온 단백질이 불활화된 상태로 소에게 전파되어 질병이 발생한 것으로 추정했다.

소가 먹은 육골분 사료는 소 내장을 비롯해 양, 돼지, 닭 등의 부산물로 만들었다. 심지어는 병에 걸려 죽은 소나 사슴, 돼지 등을 갈아 육골분 사료로 만든 예도 적지 않다. 풀이나 곡식을 먹어야 하는 소에게 동족인 소를, 그리고 사슴에게 사슴을 먹이는 괴이한 짓을 반복한 것이다. 사람에게 식인종이 되라고 강요한 것과 다르지 않다.

침팬지의 대모로 알려진 환경운동가 제인 구달 박사가 언젠가 어느 대학 강연에서 이렇게 말했다. "지구상의 동물 중 가장 지능이 높은 인간이 가장 어리석은 짓을 골라서 합니다." 광우병의 예를 볼 때 제인 구달 박사의 말이 결코 틀리다고 말할 수는 없을 것이다.

최초 발생 이후 20여 년간 영국과 북아일랜드를 비롯한 유럽 21개국과 이스라엘, 미국, 캐나다, 일본 등 모두 25개국에서 광우병이 발생했다. 현재까지 세계적으로 약 19만 건의 광우병이 발생했으며, 이중 영국이 18만 건 이상을 차지했다. 북아일랜드 1,417건, 프랑스

919건, 포르투갈 879건 등을 기록했으며 일본의 경우 2001년 최초로 발생한 이래 지금까지 33번째 광우병 감염이 확인됐다.[2] 그동안 세계적으로 광우병에 걸린 것으로 의심된 수백만 마리의 소가 도축됐고, 사체는 불태워졌다.

광우병의 공포는 이 질환이 소에게만 머물지 않는다는 데 있다. 이 병에 감염된 소의 고기를 먹으면 인간광우병human mad cow disease에 걸리게 된다. 인간광우병은 의학 용어로 '변형 크로이츠펠트 야콥병vCJD'이다. 이 질병에 걸리면 사람도 광우병 소처럼 뇌에 구멍이 숭숭 뚫려 정신 나간 행동을 하다가 결국 죽는다. 1996년 최초로 나타난 인간광우병은 2007년 1월 현재까지 11개국에서 모두 200명의 환자가 보고됐다. 일반적으로 프라이온 질병의 잠복기가 10~20년이란 사실을 감안할 때 인간광우병 환자 수는 더욱 증가할 것으로 우려된다.

미국에서는 알츠하이머 환자가 매년 증가해 보건당국이 골머리를 앓고 있다. 미국질병관리본부 통계에 의하면 알츠하이머병으로 인한 사망자 수가 1979년 653명에서 1991년 13,768명, 2002년 58,758명으로 증가했다. 23년 동안 무려 8,902%나 증가했다는 얘기다. 『브레인 트러스트Brain Trust』의 저자 콤 켈러허Colm A. Kelleher 박사는 그 원인 중 하나로 프라이온을 의심하고 있다. 그는 알츠하이머 환자의 8~13%는 인간광우병 환자일 수 있다고 주장해 보건당국을 긴장케 했다.[3]

프라이온 질병은 사람과 소 외에 양, 염소, 사슴, 밍크, 고양이, 타조, 쥐에서도 보고된 바 있다. 콤 켈러허 박사는 가축뿐 아니라 대부분의 야생동물 종에 프라이온 질병이 광범위하게 퍼져 있을 것이란 비관적인 전망을 내놓고 있다.

미국과 캐나다 등 북미 지역은 공식적으로는 EU에 비해 광우병이 적게 발생한 지역이다. 2007년까지 미국이 2건, 캐나다가 10건을 기록하고 있다. 그러나 미국의 축산 관련 기관에 근무하는 수의사들 중 상당수는 미국의 소 떼 사이에 광우병이 이미 흔하게 퍼져 있음을 시인하고 있다고 한다.[4] 미국의 광우병은 캐나다에서 수입한 소가 원인이라는 미국 정부 관리들의 주장에서 유추할 수 있듯이 캐나다도 광우병이 암암리에 많이 번진 국가로 의심받고 있다.

미국과 캐나다는 세계 각국으로 쇠고기를 대량 수출하는 나라들이다. 따라서 수입국들과 광우병 관련 마찰이 적지 않다. 일례로 미국과 캐나다는 2003년 광우병 발생이 첫 보고돼 수출이 중단된 뒤부터 아시아 및 남미 일부 국가들과 수입위생조건 개정 등을 둘러싸고 지루한 공방전을 벌여 왔다.

2006년 마이클 핸슨Michael Hansen 미국소비자연맹Consumer's Union 회장이 농민신문과의 인터뷰[5]에서 밝힌 내용을 보면 누구든 벌린 입을 다물지 못하게 된다. "미국 농무부의 고위 관리 가운데 한 명이 미국산 쇠고기의 안전성을 믿지 못해 손자들에게는 햄버거 등을 사먹지 말라고 당부한 것으로 알고 있다. 미국 정부 내에서도 일부 간부들은 미국산 쇠고기의 안전성에 대해 의문을 갖고 있다."

광우병 쇠고기는 바야흐로 지구촌 가족의 식탁 주위를 떠도는 유령처럼 돼 가고 있다. 아직도 일부 나라에서 육식동물처럼 사육되고 있는 소를 초식동물의 위치로 되돌려 놓지 않는 한 이 문제가 근본적으로 해결되기를 기대하기는 어려울 것 같다. EU와 일본은 광우병 파동을 겪은 뒤 모든 농장 동물들에게 어떤 종류의 동물성 단백질도 사료로 쓰지 못하게 했다. 그러나 미국은 아직까지 동물성 사료 급여를 법으로 허용하고 있다.

조류 인플루엔자의 공격

광우병처럼 인류 사회에 불안의 그림자를 드리우는 또 다른 가축 질병이 조류 인플루엔자AI다. AI는 광우병, 소 브루셀라와 함께 3대 인수공통전염병으로 지목되는데, 현재 미증유의 재앙을 남기며 전 세계로 확산되고 있다.

AI는 크게 고병원성HPAI과 저병원성LPAI으로 나뉘는데, 이중 무서운 것이 고병원성이다. 이것은 닭이나 오리에 감염되면 80% 이상이 폐사하고 사람에게도 전파돼 국제수역사무국OIE이 'A급 질병'으로 분류한다. 반면 저병원성은 가금류에 감염돼도 폐사율이 낮아 당장은 크게 문제되지 않는다.

고병원성 AI에는 H5형을 비롯해 H2, H3, H7 등 다양한 유형이 있다. 이 가운데 가장 문제되고 있는 것이 H5 계통의 H5N1 바이러스다. 이 바이러스는 이미 1959년 스코틀랜드 학계에 보고됐을 정도로 오랫동안 가금류와 인간을 따라다녔다. H5N1도 종류가 여럿인데 최근 전 세계를 뒤흔드는 것은 중국과 동남아시아를 진원지로 한 아시아 유래 H5N1이다.[1]

아시아 유래 H5N1은 1996년 중국 남부 광둥성에서 최초로 확인됐으나 당시는 거위 몇 마리가 죽는 데 그쳐 이목을 끌지 못했다. 그러다가 이듬해 발생한 '홍콩 조류독감'의 원인으로 밝혀져 전 세계 언론의 주목을 받았다. 이 바이러스는 살아 있는 가금家禽을 사고파는 재래시장을 통해 홍콩 전역으로 퍼져 나가면서 18명 감염자 중 6명이 사망하는 초유의 사태를 몰고 왔다.

당시 이로 인해 H5N1이 사람에서 사람으로 전파되는 것이 아닌가 하여 전 세계가 긴장했으나 다행히 그런 일은 발생하지 않았다. 홍콩 방역당국은 홍콩 내 모든 가금류를 도축, 매몰해 소용돌이를 비켜가는 듯했으나 아직도 H5N1 바이러스는 홍콩과 인접한 중국 본토 남부 해안 지역을 중심으로 사육 중인 오리들에게서 지속적인 순환 감염이 확인되고 있다.

2005년 봄 중국 북서부 칭하이 호수에서 6,000여 마리의 철새가 죽은 상태로 발견됐다. 이들을 죽게 한 바이러스는 기존 홍콩 등지의 가금 유래 H5N1과 또 다른 종류였다. 이렇게 출현한 각종 아시아 유래 바이러스들이 현재 EU와 러시아, 아프리카 등 전 세계로 확산되면서 인류에게 공포 분위기를 드리우고 있다.

고병원성 AI의 두려움은 우선 이 바이러스가 출현하면 며칠 안에 닭들이 몰살해 양계산업이 초토화된다는 점이다. 나라에 따라서는 바이러스 전파를 차단하기 위해 발생 농장으로부터 반경 5~10㎞ 안의 모든 가금류를 도살 매몰하기도 한다. 발생 농장이 닭 사육 밀집지역에 있다면 한꺼번에 수백만 마리를 도살 처분하는 사태도 발생한다. 이에 따른 피해액은 천문학적 규모다.

피해가 거기에 그친다면 그래도 그나마 다행이라 할 수 있다. 문제는 이 바이러스가 사람에게 전염된다는 사실이다. WHO에 따르면 2007년까지 세계적으로 258명이 고병원성 AI에 감염돼 153명이 목숨을 잃었다. 치사율이 59.3%다. 인도네시아의 경우 2006~2007

년에 모두 63명이 고병원성 AI로 사망해 이 나라 대통령은 AI 사태를 이미 국가 재난 사태로 규정하기도 했다.

그러나 뭐니 뭐니 해도 각국의 방역당국을 가장 크게 긴장시키는 것은 고병원성 AI가 언젠가 사람 간에 전파될지도 모른다는 점이다. 이 바이러스는 사람 간 전파가 쉬운 형태로 진화하지 못한 탓에 아직까지는 이 사람에서 저 사람으로 옮겨가지 못하고 있다. 2006년 태국에서 모녀간 감염이 의심되는 사례가 언론에 보도된 것을 제외하면 거의 없다고 할 정도로 미미하다. 그러나 현재의 AI 바이러스 변이가 지속돼 사람 간 감염이 쉬운 형태로 변한다면 수많은 희생자가 발생하는, 이른바 '인플루엔자 대유행'의 원인이 될 수도 있다는 점에 주목해야 한다.

인플루엔자 바이러스 연구 분야의 세계적 대가인 미국 뉴욕 마운트 사이나이Mount Sinai 의대 피터 팔레스Peter Palese 교수도 2007년 서울대 국제백신연구소IVI가 개최한 초청 강연회에서 AI의 인체 감염 대유행 가능성에 대해 다음과 같이 경고했다.

"언젠가는 AI가 사람과 사람 간에 크게 감염되는 대유행기pandemic에 직면할 수 있으므로 AI 바이러스의 인체 감염이 확산될 경우에 충분히 대비해야 합니다. 대유행기에는 H5형보다 이전에 유행했던 H2형 등 다른 유형의 고병원성 바이러스가 더 크게 문제될 수 있어요. 시기적으로도 지금까지 100년에 한 번씩 크게 유행한 사례가 서너 차례 있었기 때문에 가능성이 있습니다."

그의 주장은 수천 만 명의 목숨을 앗아간 '스페인 독감'이 창궐

한 시기가 1918~1919년이므로 그때부터 100년이 지난 현재가 위험한 시기임을 암시한다. 그렇지만 AI와 관련해 비관적인 전망만 따라다니는 것은 아니다.

스페인 독감 시절은 4년 전 발발한 1차 세계대전으로 병사들이 최악의 여건에서 참호 생활을 해야 했다. 사람들은 굶주림과 추위 등으로 인한 스트레스로 면역력이 극도로 취약해져 있었고, 보건 의료 체계 역시 마비된 상태였다. 생존만이 최우선적 가치였던 당시 사람들에게 개인위생은 사치에 불과했다. 반면 오늘날의 상황은 그와 다른 것이다.

선진국에서는 가금류에 고병원성 AI가 발생해도 사람에게까지 전이된 예가 적다. 방역 전문가들은 국가 차원에서 차단 방역을 철저히 하고 개인위생에 투철한 것이 그런 결과를 낳고 있다고 주장한다. 이와 달리 생활 여건이 열악한 후진국에서는 많은 이들이 감염돼 죽기까지 했다. WHO도 거의 모든 유형의 AI 인체 감염은 죽거나 병든 가금류를 아이들이 가지고 놀거나 어른들이 도살 또는 깃털을 뽑는 과정에서 발생한다고 밝혔다.

어찌됐든 AI는 21C를 살아가는 인류에게 커다란 숙제가 되고 있다. 만일 정확한 감염 경로를 밝혀낸다면 AI를 퇴치하는 방법도 어렵지 않게 찾아질 것이다. 문제는 현재로서는 감염 경로를 확실히 알 수 없다는 데 있다.

과학자들은 AI 감염 경로로서 주로 철새를 지목한다. 철새의 분변을 통해 배출된 바이러스가 가금류의 호흡기나 주둥이를 통해 몸 안에 들어감으로써 발병한다는 것이다. 또 한 농장의 가금류가 다른 농장의 가금류에게 전파하기도 한다. 농장을 드나드는 차량이나 사람, 쥐, 파리 등이 매개체로 의심받고 있다. 그러나 이 같은 견해에 입각해 아무리 방역을 철저히 해도 AI 발생은 줄어들지 않고 있다.

특이한 사실은 철새의 경우 고병원성 AI로 인한 대량 폐사 사례가 드문 반면 가금류, 특히 양계장 닭은 일단 발병하면 대부분 수일 내에 몰살한다는 점이다. 이는 야생 조류와 사육 조류 간의 명백한 차이점이다.

오늘날의 닭들은 이미 유전적 다양성을 상실한 지 오래다. 알 잘 낳고 살 잘 찌는 방향으로 개량하다 보니 복제 닭처럼 모두 능력이 비슷한 하나의 개체군이 되고 말았다. 이와 달리 철새 무리는 유전적으로 오만 가지 다양한 특징을 지닌 것들의 집단이다. 그렇기 때문에 철새들은 고병원성 AI 바이러스가 침입해도 그 바이러스에 약한 일부만 죽을 뿐인데 양계장 닭들은 곧잘 몰살하는 것은 아닐까 의심받기도 한다.

실제로 칠면조의 경우 전 세계에서 사육되는 칠면조의 90% 이상이 3종류에 불과할 정도로 종이 통일돼 새로운 조류독감의 피해를 쉽게 받는 상황이 됐다는 주장도 나왔다.[2] AI 퇴치와 관련해 관심을 기울여야 할 주장이 아닌가 싶다.

돼지 인플루엔자가 온다

과학자들은 지구촌에 '스페인 독감'과 유사한 팬데믹pandemic이 다시 발생한다면 그 원인은 AI가 될 것이라고 예상했었다. 그러나 그들의 예상은 다소 빗나갔다. 피터 팔레스 교수의 우려대로 스페인 독감 이후 약 100년만인 2009년에 마침내 팬데믹이 발생했지만, 이는 AI가 아닌, 돼지 인플루엔자SI: swine influenza가 원인이었다. SI는 우리나라에서 신종 플루란 이름으로 알려진 인플루엔자로, 2009년 매우 빠른 속도로 사람 간 전염을 일으켜 팬데믹을 초래하며 지구촌을 공포의 도가니로 몰아넣었다.

SI는 사람 간 전염이 급속도로 이뤄진다는 점이 우려스럽다. 조류 인플루엔자AI는 아직까지 사람에서 사람으로 전파된 사례가 드물다. 그러나 SI는 사람 간 신속한 전파로 지난 2009년 4~5월 멕시코의 수도 멕시코시티에서 많은 사람들이 사망하면서 세계를 놀라게 했다. WHO는 이와 관련해 '국제적 공중보건 비상사태a public health emergency of international concern'를 선포했고, 이후 몇 개월 지나지 않아 WHO 사무총장 마거릿 챈Margaret Chan 박사는 SI의 '세계적 대유행'을 선언했다.

인구 2,000만 명의 멕시코시티를 강타한 SI 바이러스는 기존 바이러스classical virus인 A/H_1N_1형에서 유전체가 변이된 '신형'이다. 기존 SI 바이러스에 AI와 인간 인플루엔자 바이러스가 합쳐지는 과정에서 유전체 변형이 일어난 것이다.[1] 본래 돼지는 바이러스 '믹

싱mixing, 혼합' 공장이다. 사람과 유사한 돼지의 호흡기 점막 세포에는 인간, 조류 및 돼지 바이러스가 공존한다. 여기서 바이러스끼리 서로 유전자를 교환해 새로운 유형의 바이러스가 탄생한다. 이 때문에 인플루엔자 전문가들은 일찍이 새로운 팬데믹 바이러스가 출현한다면 그 원천은 돼지가 될 것이라고 예상해 왔다. 멕시코시티의 사태는 그러한 예상이 현실화한 첫 단계가 아닌가 하여 국제기구와 각국의 공중보건 전문가들을 긴장케 했다.

신형 SI에 점령당한 멕시코시티는 한동안 유령의 도시처럼 변했다. 바이러스가 공기를 통해 호흡기로 전염되는 탓에 학교들이 일제히 문을 닫았고, 시민들은 두려움 속에 바깥출입을 삼갔다. 가톨릭 주일미사를 비롯해 대부분의 공공행사가 취소됐으며, 10만 명을 수용할 수 있는 한 스타디움에서는 관중석이 텅 빈 채 축구 경기가 치러지기도 했다. 평상시 멕시코시티의 소음은 100데시벨dB을 넘어, 록 콘서트 장110dB에 육박한다고 한다. 자동차 등이 내는 소음이 귀가 아플 정도로 심각하단 얘기다. 그런데 SI 바이러스로 초토화된 기간에는 인적이 뚝 끊겨, 새 지저귀는 소리가 들릴 정도였다고 한다.

SI 바이러스는 세계 각국으로 빠르게 확산돼 지구촌을 혼란의 아비규환 속으로 몰아넣었다. 감염자와 사망자가 각국에서 급속도로 증가했다. 멕시코시티를 방문했던 버락 오바마 미국 대통령과 악수한 멕시코의 인류학박물관 관장이 다음날 SI 유사증세로 사망했다는 소식에 미국인들은 놀랐다. 기관총으로 중무장하고 마스크로 입을 가린 경찰관들이 SI 방역을 위해 이동하는 광경은 전시 상황을 방불케 했다.

돼지고기를 파는 각국의 식당 주인들이 매출 감소로 한숨 쉬고, 여행업과 숙박업이 마비되는 등 사태가 일파만파로 번졌다. 심지어 이집트 정부는 SI 예방을 위해 자국 내 모든 돼지를 도살하도록 명령했다.[2] 러시아와 중국 등이 북미산 돼지고기 수입을 금지했으며,[3] 특히 15억 인구가 일상적으로 돼지고기를 즐기는 중국은 초긴장 상태에 빠졌다. WHO가 'SI는 돼지고기를 잘 익혀 먹거나 돼지고기 가공품을 먹으면 아무 문제없다'[4]며 세계인들을 진정시키려 노력했지만 허사였다. SI 관련 크고 작은 사건은 그 후로도 지구촌에서 꼬리를 물고 발생했다.

돼지라는 가축으로 인해 치러야 하는 대가가 이 정도라면 보통 심각한 문제가 아니다. 물론 A/H_1N_1 의 변종으로 인한 SI는 양돈업과 직접적인 연관성은 별로 없다. 이 신종 바이러스는 돼지에서 생겨난 것으로 추정되지만 양돈업에 뚜렷한 피해를 끼치지는 않았다. 국제수역사무국the Office International des Epizooties : OIE도 이 질병에 걸려 죽은 돼지는 확인된 바 없다고 밝혔다. 다만 돼지에서 출발했을 것으로 추측되는 이 질병이 사람에게 옮겨진 뒤 사람 간 전염되는 호흡기질환으로 고착화된 것이 문제일 뿐이다. 그러나 이 바이러스가 돼지와 관련 있는 것만큼은 분명하므로, 이 바이러스의 탄생을 가능케 한 돼지의 사육 환경에 대한 성찰이 필요하다.

바이러스 전문가들은 모든 바이러스는 환경에 적응하기 위해 진화한다고 판단한다. 바이러스 입장에서 변이는 환경에 적응하기 위한 진화의 과정이다. AI나 SI가 발생한 지역에서는 사람과 가축의 생활 영역이 잘 구분되지 않는 경우가 많다. 이런 환경 속에서 이종異種간에 바이러스 재조합이 일어나면서 새로운 변종 인플루엔자가 태어나고 퍼져 나간다는 얘기다.[5]

또 다른 판단은 기업형 대규모 축산과 관련된다. 가축을 밀집해서 키우다 보면 운동을 제대로 하지 못해 면역력이 떨어진다. 면역력 저하는 각종 질병 발생의 원인이다. 질병 예방과 성장 촉진을 위해 항생제를 많이 사용하는데 이것이 항생제 내성을 키워 신종 바이러스의 병원성을 높이고 사람간 전염을 용이하게 수 있다.[6] 이 같은 논리에 비춰볼 때 A/H_1 N_1 변이종의 SI 팬데믹은 인간이 자초한 것이라 해도 틀리지 않다.

이제 인류는 인수공통전염병 창궐시대를 맞고 있다. 근래 각국을 따라다닌 SI와 AI, SARS, BSE 등이 이를 웅변으로 말해준다. 공장형 축산을 기반으로 한 육류 공급 패러다임의 전환을 적극 모색하지 않으면 안 된다. 이는 식탁의 안전성 확보뿐 아니라 언젠가 인류 사회에 밀어닥칠지 모를 미증유의 대재앙을 예방하기 위해서도 필요하다.

인플루엔자 대유행으로 인한 경제적 손실

인플루엔자의 위력을 정확히 계량화하기란 쉽지 않다. 그러나 계량화할 때 그것이 인류 건강 및 글로벌 경제에 미치는 파괴력을 어느 정도 가늠할 수 있다. 그런 점에서 세계은행과 미국 의회예산처 등이 내놓은 보고서들은 의미가 있다.

세계은행이 2008년 업데이트 해 내놓은 보고서[1]는 1918~1919년 스페인 인플루엔자 같은 심각한 인플루엔자 팬데믹pandemic이 발생할 경우 첫해에 많게는 7,100만 명이 사망하고 총 3조 달러에 달하는 경제적 비용이 발생할 것으로 예상한다. 이는 1억 8,000만~2억 5,000만 명의 사망을 예상한 기존 연구[2]보다는 낮은 수치지만 일반적 계절 인플루엔자로 인한 평균 사망자 20만~150만 명WHO, 2003년을 훨씬 능가하는 것이어서 인류 사회를 긴장케 한다.

세계은행 보고서는 이러한 재난으로 첫해에 글로벌 국내총생산GDP이 4.8% 하락할 것으로 전망한다. 〈표1〉 이는 여행업, 운송업, 소매업 및 생산성 등의 침체가 원인이다. 최악의 경우 항공 여행, 일반 여행, 요식업 및 대량 운송 서비스업 규모가 20%까지 떨어질 것이란 분석이다. 1968~1969년 홍콩 인플루엔자 같은 가벼운 팬데믹의 경우는 첫해에 140만 명이 죽고 글로벌 GDP가 0.7%까지 떨어지며, 1957~1958년 아시아 인플루엔자 같은 중간 정도의 팬데믹이 발생할 때는 첫해에 1,420만 명이 죽고 글로벌 GDP가 2%까지 감소할 것이란 예상이다.

¤ 인플루엔자 대유행이 세계 경제에 미치는 영향(첫해 GDP 변동률, 단위 %)

구 분	미미	보통	심각
전 세계	-0.7	-2.0	-4.8
고소득 국가	-0.7	-2.0	-4.7
개발도상국	-0.6	-2.1	-5.3
동아시아	-0.8	-3.5	-8.7
유럽·중앙아시아	-2.1	-4.8	-9.9
중동·북아프리카	-0.7	-2.8	-7.0
남아시아	-0.6	-2.1	-4.9
사망자	140만 명	1420만 명	7110만 명

자료: 세계은행 (2006년) 〈표1〉

미국 의회예산처CBO도 비슷한 견해[3]를 발표했다. 2005년 12월 CBO는 심각한 인플루엔자 팬데믹1918년과 유사한 것이 발생할 경우 미국의 GDP가 4.25% 감소하며, 좀 더 가벼운 팬데믹1957년 및 1968년과 유사한 것이 발생하면 GDP가 1% 정도 줄 것으로 내다봤다. 이 같은 예상은 각각의 경우 팬데믹이 종료되면 경제 활동이 정상화하는 것을 전제로 한다.

CBO의 판단 이후 다양한 전망들이 개진됐다. 한 연구[4]는 1918년에 비해 3분의 1 정도의 치사율을 보이는 팬데믹이 발생하면 호주의 GDP가 팬데믹이 없는 경우에 비해 거의 6% 감소할 것으로 추정한다. 이 추정치는 CBO의 추정치보다 더 크다. 또 다른 연구[5]는 심각한 인플루엔자 팬데믹이 발생하면 미국의 GDP가 팬데믹이 없는 경우보다 5.5%까지 줄어들 것으로 예측한다.

CBO 등이 추정한 것보다 더 가볍게 추정한 연구[6]도 있다. 이 연구는 1918년과 유사한 치사율을 보이는 심각한 팬데믹이 발생할 경우 당년에 캐나다의 GDP가 0.3~1.1% 감소할 것으로 예상한다. 이 연구는 20세기에 발생한 3종류의 팬데믹 및 2003년의 사스SARS 에피소드와 관련된 경제 데이터를 사용했다는 점에서 주목할 만하다.

예를 들어 이 연구는, 미국의 월간 산업 생산 데이터에 기초해, 1918년에 팬데믹의 결과 실질 GDP가 0.5% 정도 감소한 것으로 추정한다. 더욱이 팬데믹 기간에 소매업 규모가 감소했지만 그 감소 폭은 정상 수준을 벗어나지 않았으며, 국제 무역 흐름이나 금융시장도 영향을 받지 않았다고 한다. 이에 따라 이 연구는 1918년 팬데믹이 질병으로 공급 측면의 경미한 감소와 수요 측면의 매우 작은 감소를 초래했으며, 1957년 및 1968년 팬데믹의 경제적 영향은 더 작았다고 결론 내린다.

이 연구는 또 사스 발생이 사스의 영향을 받은 홍콩, 싱가포르, 토론토 등지에서 공급 측면에서 심각한 혼란을 일으키지는 않았다고 결론짓는다. 경제 활동은 위축됐지만, 이는 주로 해당 지역으로의 해외여행이 잠정적으로 줄어든 탓이다. 소매업과 선박 및 항공 운송에 끼친 더 큰 충격의 증거는 발견되지 않았다고 이 연구는 결론지었다.

그러나 이 같은 결론은 너무 낙관적이라는 게 필자의 생각이다. 세계은행 보고서도 지적했듯이 심각한 인플루엔자 팬데믹이 발생할 경우 기본적으로 다음과 같은 3가지 파장을 예상할 수 있다 :

대규모 사망으로 인한 경제적 손실, 질병 및 결근으로 인한 경제적 손실, 그리고 피신 행위로 인한 경제적 손실이다. 실제로는 대규모 사망보다 질병, 결근, 피신 행위 등으로 인한 경제적 손실이 더 크다. 비록 개인들은 잠정적으로 일터를 이탈할 뿐이지만, 생산에 미치는 영향은 인명 손실로 인한 영향의 두 배를 넘게 된다. 왜냐 하면 인플루엔자의 영향을 입은 인구가 훨씬 더 많기 때문이다. 팬데믹 기간 중에 사람들은 기내 감염을 피하기 위해 항공기를 이용한 여행을 자제하거나, 질병이 감도는 지역으로의 여행을 피하고, 외식이나 불필요한 쇼핑 등을 줄이게 된다. 학교와 직장의 폐쇄나 식품 사재기 등의 공황 상태도 예상할 수 있다.

2009년의 돼지 인플루엔자는 인플루엔자가 초래하는 인간 행동의 변화를 극명하게 보여주었다. 세계 각국에서 내려진 휴교령과 주요 도시의 식품 사재기 소동은 인플루엔자의 위력을 실감케 했다. 이는 당시 금융 위기로 상처 입은 세계 경제에 소금을 뿌린 격이다.

식탁을 엎어라 • PART2

먹는 것이
당신을 만든다

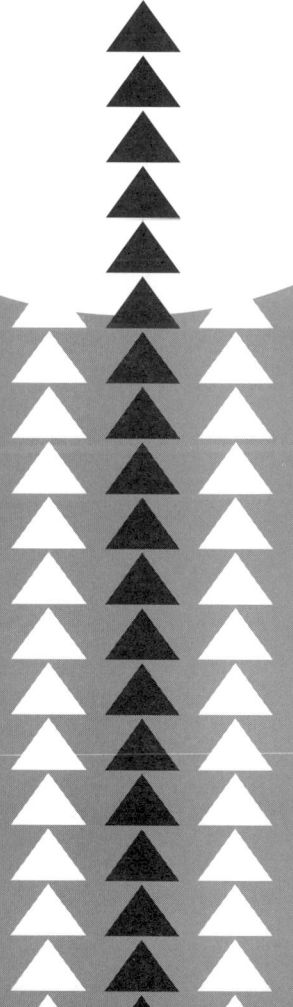

'먹는 것이 당신을 만든다You are what you eat'란 서양 속담도 있듯이 식품은 인간의 신체 발육과 성격 형성에 상당한 영향을 미친다. 나아가 식품은 인간의 건강 유지에 큰 역할을 한다. 인간을 괴롭히는 질병은 종류를 일일이 헤아리기 힘들 만큼 많다. 이들 질환의 범접을 막기 위해서도 올바른 식생활을 통해 신체의 토대를 튼튼히 해야 한다. 그런데 식품이 건강 유지는커녕 오히려 질병을 초래한다면 문제는 달라진다.

인류를 괴롭히는 질병은 크게 전염성 질환과 비전염성 질환으로 나뉜다. 과거에는 병원체로 인한 전염성 질환이 주종을 이뤘지만 근래 들어 상황이 바뀌었다. 이제는 비전염성 질환이 인류의 가장 큰 적이 됐다.

세계보건기구WHO의 '2008년 세계 건강 통계World health statistics 2008'에 따르면 심장질환이나 뇌졸중 같은 치명적 상황이 현재 글로벌 사망의 주요 원인이 되고 있다. 이에 따라 글로벌 질병 부담The global burden of disease도 전염성 질환으로부터 비전염성 질환으로 옮겨가는 추세다. 이러한 건강 전환 트렌드는 결핵이나 말라리아, 신생아 감염증, 인체 면역 결핍 바이러스HIV, 설사 등을 초래하는 전염성 질환이 향후 20년간 글로벌 사망의 원인으로서 덜 중요해질 것임을 나타낸다. 대신 점점 더 많은 국가에서 비전염성 질환이 사망의 심각한 원인이 될 것임을 말해 준다.

이 장에서는 비전염성 질환과 관련해 비만, 암, 당뇨, 심혈관계질환, 아토피성 피부염, 정자 수 감소, 충치 등에 대해 들여다보고자 한다. 흥미로운 사실은 이들 비전염성 질환의 상당 부분이 음식과 관련 있다는 사실이다. 영양 과잉이나 영양 불균형, 고열량 저영양high-calorie, low-nutrient 식품 섭취, 안전성이 부족한 식품 섭취 등 잘못된 식생활이 비전염성 질환을 촉진하는 것이다. 또 이러한 잘못된 식생활은 자연주의 혹은 생태주의의 결여와 많은 상관관계가 있음도 눈여겨볼 만한 부분이다.

공공건강의 최대 적, 비만

글로벌 질병 부담을 가중시키는 비전염성 질환 가운데 우선적으로 살펴볼 필요가 있는 것이 비만obesity이다. 비만은 거동을 불편하게 할 뿐 그 자체로는 대부분 특별한 증상이 없다. 문제는 비만이 초래하는 여러 가지 합병증들이다. 비만은 특히 심장질환, 제2형 당뇨, 수면 중 호흡장애, 특정 암 및 골관절염osteoarthritis 등과 관련돼 있다.[1] 이에 따라 비만은 사회적으로 엄청난 보건비용을 발생시키며 기대 수명life expectancy도 줄여 공공보건의 최대 적으로 인식되고 있다.

세계보건기구WHO에 따르면 2005년 현재 지구촌에서 15살 이상 성인 약 16억 명이 과체중이며, 최소한 성인 4억 명이 비만이라고 한다.[2] WHO는 2015년까지 23억 명의 성인이 과체중, 그리고 7억 명 이상의 성인이 비만이 될 것으로 예상하고 있다.[3]

경제협력개발기구OECD가 발표한 '2009년 사회 일람'[4]에 따르면 OECD 30개 회원국 가운데 비만 인구가 가장 많은 나라는 미국으로 전체 국민의 34.3%에 달하며, 다음은 멕시코30%, 영국24% 등의 순이다. 비만은 미국에서 매년 111,909~365,000명 사망의 원인이 되는 것으로 추정된다.[5][6]

2007년 발표된 영국 정부의 '예측 프로그램 보고서'[7]는 현재 추세대로라면 15년 안에 남성 10명 중 9명86%은 과체중이, 그 가운데 절반은 2032년께 비만이 될 것으로 예상됐다. 또 2050년에는 초등학생의 설반이 비만이 될 것으로 전망했다. 여성도 20년 안에 70%가 과체중이, 이 가운데 절반은 비만이 될 것으로 예측됐다.

이 보고서는 이러한 추세에 따라 10년 내 비만 관련 지출이 3배로, 2050년까지 7배로 각각 증가해 국립의료원NHS의 대응이 무력해질 수 있다고 지적했다. 또 과감한 조치가 취해지지 않는다면 부모보다 먼저 죽는 아이들이 늘게 될 것이라는 영국 하원보건위원회Commons Health Select Committe의 경고도 상기시켰다.

재미있는 사실은 서구 사회와 달리 아시아 각국은 비만 환자가 드물다는 점이다. '2009년 사회 일람'[8]에도 한국은 비만 인구가 3.5%로 최하위를 기록했으며, 일본은 3.9%로 두 번째로 적게 나타났다. 베트남, 라오스, 태국, 미얀마, 캄보디아 등의 국민들도 체형이 대체로 호리호리하다. 아프리카인들도 키가 훌쩍 크긴 해도 뚱뚱한 이들은 찾아보기 힘들다.

이 같은 차이점은 유전적 소인 탓이기도 하지만 음식물의 차이가 더 큰 원인이다. 아시아인들은 대체로 쌀을 주식으로 한 채식을 즐긴다. 특히 베트남, 라오스, 미얀마 등지는 우선 먹을 것이 빈약하거니와, 그 음식조차 대부분 곡식이나 채소, 과일 등이다. 선진국인 일본인들도 보통 쌀밥또는 메밀국수나 라면에 채소나 생선 반찬 위주의 식단을 짠다.

아프리카에는 먹을거리가 빈약하다 못해 기아에 허덕이는 인구가 태반이다. 남아공 등 비교적 잘사는 나라의 국민을 제외하고는 아프리카인들을 상대로 비만을 얘기한다는 것 자체가 어불성설이다.

이와 달리 북미와 유럽 사람들은 음식물의 과잉 공급이 문제가 되고 있다. 많이 먹기도 하지만 고열량 음식을 즐기는 것이 더 큰 문제다. 프라이드치킨이나 프라이드포테이토칩, 로스트비프, 로스트램, 티본스테이크, 베이컨, 햄버거 등을 과다하게 먹는다. 정크푸드와 패스트푸드는 비만 제1의 적이다. 특히 고열량, 저영양high-calorie, low-nutrient의 값싼 정크푸드는 뉴욕 할렘가의 가난한 흑인들조차 비만으로 고통 받게 하고 있다.

패스트푸드와 정크푸드가 KTF, 맥도날드, 버거킹 등 메이저 식품회사들을 중심으로 세계 각국으로 확산되고 음식물 공급량이 증가하면서 개발도상국들도 비만을 경계해야 하는 상황으로 내몰리고 있다.

특히 많은 중·저소득 국가들은 이중 질병 부담double burden of disease에 직면해 있다. 이들 국가의 정부는 한편으로 전염성질환과 영양결핍 문제로 고심하는 동안 다른 한편으로 비만과 과체중의 증가를 경험하고 있다.

예를 들어 필리핀과 한국은 20년 전만 해도 라오스나 미얀마처럼 비만으로부터 자유로웠지만 지금은 그렇지 않다. 빠른 경제성장으로 패스트푸드 등 음식물 공급이 증가해 정부가 비만 증세에 적극 대응하고 있다.

이제 비만은 지구촌에서 '건강의 시한폭탄'이 되어 가고 있다. 국민 건강에 적지 않은 위험요소가 돼 보건 의료 서비스에 많은 비용 발생을 초래함으로써 결국 국가 경제에 막대한 손실을 가져올 수 있는 유행병이 되고 있는 것이다.

암과 음식의 상관관계

비만이 음식물과 뗄 수 없는 관계인 것처럼 암도 음식과 밀접한 상관관계를 지니고 있다. 음식이 담배에 이어 두 번째의 암 유발 요인이며, 서구 국가에서 음식물이 암 유발 요인의 약 30%를 차지한다는 주장은 일찍이 세계보건기구를 통해 꾸준히 제기됐다.[1)2)] 암을 일으키는 요인 중 음식의 비중은 나라마다 차이 나는데, 심지어 한국은 41%[3)]를 차지할 정도다. 이쯤 되면 음식이 생명을 살리기는커녕 오히려 죽이는 역설적 측면을 갖고 있다.

세계암연구재단WCRF International과 미국암연구소AICR 등 세계의 암 관련 연구기관들도 음식과 담배, 과체중 및 비만이 암을 일으키는 주요 원인이라고 밝히고 있다.[4)5)6)] 결국 암은 대부분의 경우 사람의 입이 초래하는 질환이라고 볼 수 있다. 발암물질이 포함된 먹을거리나 담배 연기를 끌어들여서, 또는 지나치게 많은 음식이나 영양 균형이 상실된 음식을 먹어서 생기는 병이기 때문이다.

암으로 인한 사망자는 2007년 790만 명을 기록했다.[7)] 매년 1000만 명의 신규 암 환자가 발생하고 있으며, 2009년 현재 2,000만 명이 암으로 고통 받고 있다.[8)] WHO는 암으로 인한 사망자 수가 2020년 1,500만 명에 이를 것으로 추산한다.[9)] 선진국에서는 폐암, 대장암, 췌장암, 유방암의 발병 비율이 높은 반면 개발도상국에는 식도암, 간암, 자궁경부암이 흔하다. 세계적으로 남성의 사망 요인은 폐암, 위암, 간암, 대장암, 식도암 순이며 여성은 유방암, 폐암, 위암,

대장암, 자궁경부암 순이다. 2004년 기준 암으로 인한 사망자 중 폐암이 130만 명으로 1위를 기록했으며, 다음은 위암80만 3,000명, 대장암63만 9,000명, 간암61만 명, 유방암51만 9,000명의 순으로 나타났다.[10)]

암으로 인한 사망의 30% 이상은 예방이 가능하다는 것이 WHO 전문가들의 견해다.[11)] 이를 위해 식습관이나 흡연, 운동 같은 라이프스타일의 변화가 요구된다. 암 발생에 있어서는 이러한 라이프스타일이 유전적 요인보다 더 큰 역할을 한다고 한다. 특히 식품과 관련해서는 WCRF/AICR의 2007년 보고서, '음식, 영양, 신체 활동 및 암 예방 : 2007년 글로벌 전망'의 권장 사항이 설득력을 얻고 있다.[12)] 이에 따르면 지방질, 설탕 등의 함량이 많고 섬유질이 적은 고밀도 에너지 식품과 설탕 음료의 소비를 줄여야 한다. 또 다양한 종류의 채소, 과일, 도정하지 않은 곡식류whole grains 및 싹콩류pulses를 더 많이 소비하고 쇠고기, 돼지고기, 양고기 등의 붉은색 육류와 육류 가공품을 피해야 한다. 음주는 하루에 남성의 경우 2잔, 여성은 1잔 이내로 제한하고, 염장 식품의 소비를 줄이는 노력도 필요하다.

특히 방부제를 첨가한 육류와 붉은색 육류를 배제하고 채소와 과일 중심으로 짠 식단이 암 예방을 위해 매우 중요함은 수많은 연구 결과들이 입증하고 있다.[13)] 채소와 과일은 구강암과 식도암, 위암, 대장암 등의 위험을 줄여주며 방부제가 들어간 육류와 붉은색 육류의 과다 섭취가 대장암의 원인이 될 수 있다는 사실은 식품영양학 및 의학계에 일반적으로 알려져 있다. AICR은 암 예방을 위한 식물성 먹을거리로 채두beans, 딸기류berries, 배추과 채소류cruciferous vegetables, 암록색 엽채류dark green leafy vegetables, 아마인flaxseed, 마늘, 포도와 포도주스, 녹차, 된장콩soy, 토마토, 도정하지 않은 곡식류whole grains 등을 추천한다. 알코올성 음료의 과다 섭취도 구강, 인두, 후두, 식도, 간 및 유방암 위험을 증가시킨다는 확실한 증거가 있으므로 경계할 필요가 있다.

문제는 이러한 전문기관 및 전문가들의 권장에도 불구하고 현대인의 식단 구성이 점점 더 가공식품과 설탕 및 동물성 지방의 비중이 높은 쪽으로 나아가고 있다는 사실이다. 특히 개발도상국들은 경제 성장이 가속화하면 할수록 선진국들의 식품 소비 패턴을 따르게 돼 암 환자 수가 증가할 수밖에 없는 상황이다. 이로 인해 발생하는 보건비용은 그 규모가 천문학적일 것으로 추정된다.

당뇨 대란과 라이프스타일

지구촌에서 암과 더불어 점점 더 우려되는 것이 당뇨병이다. 대부분의 선진국 및 개발도상국의 보건 통계들은 당뇨 환자가 빠른 속도로 증가하고 있음을 보여준다. 세계보건기구WHO[1]와 당뇨병 전문가들[2]은 2000년 1억 7,100만 명이던 세계의 당뇨 환자가 2030년에는 3억 6,600만 명으로 2배 이상 증가할 것으로 예상하고 있다.

유엔 인구국UN population division이 전망하는 2030년 세계 인구는 82억 명이다.[3] 이 예상 수치가 현실화한다면 2030년에는 당뇨 환자가 22명 중 1명을 기록하게 된다. 전 세계적으로 '당뇨 대란'이 가시화하고 있다는 얘기다.

당뇨병도 암처럼 음식물과 관련이 많은 질환이다. 당뇨병의 원인에는 유전이니 활동 부족, 스트레스 등 여러 가지가 있지만 특히 식생활의 서구화에 따른 고열량, 고지방, 고단백의 식사와 이로 인한 과체중 및 비만이 당뇨병 발병률을 증가시킨다는 것이 전문가들의 견해다.

당뇨병의 대부분은 제2형 당뇨병인데, 이는 전 세계 당뇨 환자의 90% 정도를 차지한다.[4] 인슐린 비의존형 당뇨병으로 알려진 2형은 췌장에서 분비되는 인슐린에 몸이 효과적으로 대응하지 못할 때 발병한다. 이는 주로 성인에게 발병한다고 해서 성인형 당뇨병으로 불리기도 한다.

이에 반해 제1형 당뇨병은 췌장이 사람의 생존에 필수적인 인슐

린을 분비하지 못해 발병한다. 1형은 인슐린 의존형으로 불리며, 주로 어린이나 청소년에게 발생한다고 해서 소아형 당뇨병으로 분류된다. 그러나 오늘날 식생활의 서구화에 따라 어린이에게도 제2형 당뇨병의 발생이 늘고 있다. 또 2형 당뇨병은 공업화를 추진해온 대부분의 지역과 개발도상국에서 발병률이 놀랍게 증가해 왔다.[5)]

국가별 당뇨 환자 수를 살펴보면 2000년에 인도가 31,705,000명으로 1위를 나타냈고, 다음은 중국 20,757,000명, 미국 17,702,000명 등의 순이었다. 이밖에 당뇨 환자가 많은 국가 그룹에 인도네시아 8,426,000명, 일본 6,765,000명, 파키스탄 5,217,000명, 러시아 4,576,000명, 브라질 4,553,000명, 이탈리아 4,252,999명 등이 포함된다. 무엇보다 상대적으로 인구가 많은 나이지리아, 이란, 파키스탄, 브라질, 멕시코, 방글라데시, 인도네시아, 필리핀 등의 당뇨 환자 비율이 2000년 대비 2030년에 3배 정도 증가할 것으로 전망돼 이들 국가의 식생활 등 라이프스타일 변화를 읽을 수 있다. 지역별로는 동부 지중해 지역이 3배, 그리고 아메리카와 동남아시아, 서태평양, 아프리카 등이 각각 2배 증가할 것으로 보인다. 유럽 지역은 증가율이 40%대에 머물 것으로 예측된다.

당뇨병의 주요 초기 증세는 다뇨多尿, 갈증, 나른함, 다식多食, 체중 감소 등이다. 증세가 진행되면 실명이나 신부전, 혼수상태를 동반하는 아시도시스acidosis, 수족 절단의 원인이 되는 족부궤양foot ulceration 등의 합병증을 초래할 수도 있다. 당뇨는 또 심혈관계 질환cardiovascular diseases을 일으킬 확률이 2~4배 높고, 당뇨병과 고혈

압을 동시에 앓는 사람이 고혈압만 있는 사람에 비해 뇌졸중을 일으킬 확률도 2배 더 높다.

이 같은 합병증들은 개인에게 많은 치료비용을 발생시킬 뿐 아니라 국가적으로도 막대한 재정적 부담을 안겨준다. 실명, 신부전증, 심장병과 같은 무서운 당뇨 합병증을 치료하는 데 국가 전체 예산의 10~20%를 투입하는 나라도 있다. 중국은 2006~2015년에 당뇨병 및 심장병, 뇌졸중 등의 치료에 5,580억 달러를 지출하고 있다.[6]

당뇨병은 현대의학에서 조절은 할 수 있지만 완치는 불가능하다. 이 질환의 대부분을 차지하는 2형 당뇨병에는 생활습관 병이란 표현이 따라다닌다. 이 말은 라이프스타일을 바꾸면 얼마든지 조절할 수 있는 병이란 뜻을 내포한다. WHO나 미국 질병통제예방센터CDC 등은 당뇨병 예방을 위해 식생활 변화와 함께 과체중 및 비만의 예방과 치료, 지속적인 운동이 필요하다고 강조한다.[7][8] 식생활은 포화지방의 섭취를 전체 에너지의 10% 이내로 제한하되, 특히 당뇨병 고위험군은 7% 이내로 할 것을 요구한다. 도정하지 않은 곡류, 콩과류legumes, 과일 및 채소의 규칙적 소비를 통한 비전분 다당류non-starch polysaccharides의 적정량 섭취도 요망된다. 이 경우 하루 최소 섭취량은 20g이 추천되고 있다.

현대인 사망 원인 1위

심혈관계질환cardiovascular disease으로 인한 사망자는 2005년 전 세계 사망자의 30%인 1,750만 명을 차지했다.[1] 이 질환은 현재 지구촌에서 사망 원인 1위를 나타내고 있으며, 앞으로도 이 같은 추세가 이어질 것으로 예상된다. WHO는 2015년까지 적절한 조치가 취해지지 않으면 심혈관계 질환으로 인한 사망자 수가 매년 2,000만 명에 이를 것으로 추정하고 있다.

심혈관계질환은 심장 및 혈관의 장애로 인해 발생한다. 관상동맥심장질환심장발작, 뇌혈관질환, 고혈압, 말초혈관질환, 심장류머티즘, 선천성심장질환, 심부전 등이 이에 포함된다. 관상동맥심장질환에는 협심증과 심근경색이 있으며, 뇌혈관질환에는 뇌경색과 뇌출혈을 함께 일컫는 뇌졸중이 있다. 이들을 총칭해 심혈관계질환이라 하므로 그 범위가 무척 넓다. 한마디로 혈액의 생산과 순환을 관장하는 심장 및 혈관과 관련된 질환을 통틀어 일컫는 개념이다.

심혈관계질환의 주류를 이루는 것은 심장발작과 뇌졸중이다. 2005년 심혈관계질환 사망자의 76%인 1,330만 명이 심장발작760만 명 및 뇌졸중570만 명이 원인이었던 것으로 분석됐다.[2] 심장발작과 뇌졸중은 심장이나 뇌로 가는 혈액의 흐름에 장애가 생길 때 나타난다. 이는 주로 심장이나 뇌와 연결된 혈관의 내벽inner walls에 지방이 축적되는 게 원인이다. 그러면 혈관은 더 좁아지고 유연성이 떨어진다. 이를 때로는 동맥의 경화hardening, 즉 아테롬성동맥경화증atherosclerosis이라 부른다. 이렇게 되면 혈관은 혈전blood clots에 의해 더 잘 막힌다. 그때 혈관은 심장과 뇌에 더 이상 피를 공급하지 못해 사고가 발생하게 된다.

수많은 학자들은 연구를 통해 혈관 내 지방 축적의 주요 요인이 흡연, 건강에 좋지 않은 식사, 활동 부족 등이라고 밝혔다. 음식과 관련해서는 지방을 줄이기 위해 채소와 과일을 매일 충분히 먹을 것이 권장된다. 미국, 유럽, 일본 등 선진국에서는 심장질환 등 만성 퇴행성 질환의 예방을 위해 채소, 과일 많이 먹기 캠페인이 펼쳐지기도 한다.[3] 지방 축적은 심지어 10세 이하 어린이에게서도 나타날 수 있다. 나이가 듦에 따라 축적 증상은 더 악화된다.

심혈관계질환 예방을 위해서는 지방을 포함해 설탕, 소금 등이 많이 들어 있는 식품을 피하고, 채소와 과일을 즐겨 먹으며, 금연하는 것이 권장된다. 정기적인 운동과 적정 체중 유지도 필요하다. 이렇게 할 때 심장발작과 뇌졸중으로 인한 조기 사망률을 적어도 80% 막을 수 있다.[4] 또 총 지방의 비율을 칼로리의 30% 이하로 낮추고, 포화지방은 칼로리의 10% 이하로 하며, 소금은 하루 5g 이하로 하고, 과일과 채소를 매일 400~500g 섭취하면 관상동맥심장질환을 12%, 그리고 뇌졸중을 11% 낮출 수 있다는 확실한 증거도 있다.[5] 정책적으로는 지방, 설탕, 소금이 많이 포함된 식품에 대해 세금을 더 부과하고, 건강에 도움 되는 학교급식을 실시할 것이 요구된다.

〈표2〉와 〈표3〉은 제2차 세계대전 직후부터 수십 년 동안 꾸준한

신장세를 보이던 관상동맥심장질환 비율이 부유한 서구 국가에서 대부분 줄어들고 있음을 보여준다. 이 같은 하향세는 이들 국가가 정책적으로 총 지방, 특히 포화지방주로 육류 및 유제품으로부터 얻어지는 지방 섭취를 줄이고 약품, 병원, 수술 등을 통한 의학적 치료를 향상시킨 결과다.[6]

그러나 세계적인 양상은 매우 복잡하다. 예를 들어 벨로루시, 아제르바이잔, 헝가리 등 동부 유럽의 독립국들에서는 동물성 지방 섭취가 증가하면서 관상동맥심장질환 환자가 가파르게 늘고 있다.[7] 공업화와 도시화에 박차를 가하는 중국도 부유한 라이프스타일을 추구하는 도시인들을 중심으로 육류 소비가 늘고 콩과 곡류 소비가 감소하면서 동맥경화의 원인인 콜레스테롤 수치가 빠르게 높아지는 추세다.[8] 다른 개발도상국들의 상황도 이와 크게 다르지 않을 것으로 보인다.

¤ 국가별 인구 10만 명당 관상동맥심장질환으로 인한 사망자 수 | 1968~1996년 남성

남성	1968년	1978년	1988년	1998년
핀란드	718	664	477	340
영국	517	546	434	297
오스트리아	327	349	262	226
미국	694	504	292	224
호주	674	409	315	202
캐나다	543	457	296	200
이탈리아*	230	249	172	150
벨기에*	345	313	184	147
스페인	99	165	146	125
프랑스	152	154	118	92
일본	92	74	52	5

주: *최신 통계는 1994년 수치임 〈표2〉

¤ 국가별 인구 10만 명당 관상동맥심장질환으로 인한 사망자 수 | 1968~1996년 여성

여성	1968년	1978년	1988년	1998년
핀란드	175	182	156	107
영국	204	177	141	93
오스트리아	273	185	119	92
미국	120	119	84	81
호주	268	186	117	73
캐나다	198	155	100	72
이탈리아*	111	100	61	46
벨기에*	87	82	51	43
스페인	33	46	39	34
프랑스	49	44	30	22
일본	45	99	21	21

주: *최신 통계는 1994년 수치임 〈표3〉

자료: 영국 심장 재단 (British Heart Foundation)의 WHO 국가 통계

아토피성 피부염과 건강식

이상에서 살펴본 심혈관계질환과 암 및 당뇨병은 예부터 인류를 괴롭혀온 식원병들이다. 이와 달리 아토피성 피부염은 현대에 이르러 두드러지게 증가하고 있는 환경 관련 질환이다. 산업화가 빠르게 진행되는 국가일수록 아토피성 피부염 환자수가 많고 증가율도 두드러지는 경향이다. 이런 점에서 독일, 영국 등 일찍이 산업화 과정을 거친 유럽의 여러 나라들과 아시아의 신흥 공업국들이 자유로울 수 없다.

특히 아시아 국가들 중 일본과 한국은 이 질환에 걸린 환자수가 폭발적으로 증가하는 추세다. 일본에는 4가구 중 1가구에 환자가 있다는 보고가 있으며[1], 한국에서는 2005년 현재 이 질환으로 진단받은 환자수가 인구 1000명당 91명으로 5년 전인 2001년의 12명에 비해 7배 이상 급증했다.[2] 한국은 2007년 기준으로 초등학생의 30%가 아토피성 피부염을 앓는다는 보고도 있다.[3] 인구가 1천만 명을 넘는 도쿄, 오사카, 서울, 베이징, 상하이 등은 아토피성 피부염 환자에게 비극적인 도시다. 유럽의 거대 도시들도 예외가 아니지만, 공업화 등을 통해 짧은 기간에 고도로 성장한 아시아의 주요 도시들이 특히 문제가 되고 있다.

유엔의 『2007 세계 도시화 전망』 보고서[4]에 따르면 2007년 현재 세계 인구는 67억 명이며, 2008년 말이면 전 세계에서 도시에 거주하는 인구가 사상 처음으로 50%를 넘을 것으로 전망된다. 2050년

이 되면 세계 인구의 70% 이상이 도시에 거주하게 되고, 인구 1천만 명이 넘는 거대도시도 2007년의 19개에서 27개로 늘어날 것으로 예상된다. 이 같은 도시화 추세에 비춰볼 때 아토피성 피부염 환자 수도 폭발적으로 증가하지 않을까 우려된다.

아토피성 피부염의 공포를 몰아내기 위해 각국 정부와 지자체들은 능동적 보건 정책을 다양하게 펼치고 있다. 환경성 질환 예방 및 퇴치 프로그램을 마련해 실행한다든가 보건기관들을 통해 아토피 스쿨을 운영하는 것 등이 그 예다. 인구가 많고 공해가 심각한 도시에서 '아토피 없는 도시 만들기' 프로젝트를 전개하는 경우도 찾아볼 수 있다. 정당이나 비정부기구NGO를 중심으로 '아토피 STOP' '아토피 ZERO' 등의 캠페인을 전개하기도 한다. 그럼에도 불구하고 아토피성 피부염 환자는 세계적으로 좀처럼 줄어들 기미를 보이지 않는다.

아토피성 피부염의 기세는 현대의학이 이 질환에 대한 명쾌한 치료법을 제시하지 못하는 데 큰 원인이 있다. 일반인들은 아토피성 피부염을 가장 고치기 힘든 피부병으로 알고 있으며, 매스컴도 수시로 이 질환에 대해 불안감을 증폭시킨다. 이 병이 중증으로 치달으면 미칠 듯한 가려움증으로 밤잠을 설치기 일쑤다. 긁은 부위에 진물이 나고 심하면 피가 흘러 굳으면서 마치 코끼리 피부처럼 두터워진다. 이로 인해 학교나 직장을 결석하거나 아예 휴학 또는 퇴직하는 쓴맛을 보기도 한다. 아토피성 피부염 환자의 삶의 질에 대한 불만족도가 일반인의 7.6배에 달한다는 보도도 있다.[5)]

이 피부염의 원인은 여러 가지다. 전통적으로는 알레르기 체질이나 집먼지 진드기 따위가 원인으로 여겨져 왔다.[6] 오늘날에는 산업 발달에 수반되는 대기 오염 물질의 증가, 아파트 등 빌딩의 실내 오염 물질 증가, 인공감미료, 방부제, 착색제, 착향료 등 식품첨가물의 섭취가 원인이라는 의학계의 보고가 잇따르고 있다.[7] 특히 각종 공장에서 뿜어져 나오는 매연과 자동차들의 배기가스, 농약과 살충제의 남용, 냉방기에서 나오는 프레온가스 등은 아토피성 피부염의 주적이라는 주장이 적지 않다.[8]

이 같은 주장이 설득력을 얻는 이유는 중증 아토피성 피부염 환자들이 도시를 떠나 한적한 바닷가에서 고기잡이하며 살거나, 산속 혹은 초원지대에서 자연식을 하며 생활하는 과정에서 질병이 호전된 사례들이 적지 않은 데서 확연해진다. 결국 도시화 및 산업화에 따라 우리 몸 안팎에 증가한 환경오염이 아토피성 피부염 감소를 위해 경계돼야 할 주요 대상으로 추정된다.

식품의 시각에서는 건강한 먹을거리가 아토피성 피부염에 대한 일정 부분의 해답이 될 수 있다. 이 피부염의 원인으로 지목되는 것들 중 음식이 차지하는 비율이 70~80%대에 이른다는 보고들[9][10]도 있을 만큼 이 질환과 식품은 높은 상관관계를 갖는다. 농약과 화학비료로 재배한 농산물, 그리고 화학조미료와 식품첨가물이 들어간 인스턴트식품과 가공식품을 멀리하고 제철 음식과 유기농식품을 먹는 것이 도움이 된다고 영양학자들은 강조한다.[11] 특히 각국에서 성인보다 어린이에게 아토피성 피부염의 유병률이 높은 현

실을 감안할 때 친환경 농산물을 식재료로 한 학교급식의 역할이 중요하다고 볼 수 있다.[12)]

현대인을 괴롭히는 또 하나의 적

아토피성 피부염 못지않게 암암리에 현대인을 괴롭히는 것이 충치치아우식증다. 충치도 식품 관련 주요 질환의 범주에 들어간다. 충치의 원인에는 여러 가지가 있지만, 지난 수세기 동안 많은 연구자들 사이에서 당질을 함유한 음식이 가장 큰 원인으로 지목돼 왔다.[1)2)] 충치를 초래하는 당질에는 자당, 포도당, 과당 등이 포함된다.

설탕은 충치 세균이 가장 좋아하는 당질 음식이다. 설탕을 먹으면 글루칸glucan이라는 끈적끈적한 물질이 생성된다. 이것이 음식물 찌꺼기를 치아 표면에 잘 붙게 하고, 충치 세균이 잘 자라는 온상 역할도 한다.

설탕을 먹으면 또 산이 발생해 치아에 좋지 않은 영향을 미친다. 산도pH가 5.7 이하로 떨어지면 치아 표면이 녹기 시작하는데 이것이 충치다. 스위스 보건당국은 섭취 후 30분 동안 플라그plaque의 산도가 5.7 이하로 내려가지 않는 식품에 대해 '치아 친화 로고tooth friendly logo'를 붙여 판매할 수 있게 함으로써 소비자 건강을 보호한다.[3)] 설탕은 pH를 5.7 이하로 뚝 떨어뜨린다는 점에서 치아 친화에 역행하는 대표적 식품이라 할 수 있다.

설탕과 충치와의 관계는 제2차 세계대전 중 많은 나라에서 설탕 수입량이 줄어들어 충치 발생이 격감한 경험과, 국민 1인당 연간 설탕 소비량이 증가함에 따라 그 나라 11~12세 어린이에게서 다시 충치 발생이 증가한 세계적 경향을 통해서도 확인할 수 있다.

설탕 외에 캐러멜, 초콜릿, 아이스크림, 카스텔라, 과자, 케이크, 잼, 사탕, 시럽, 과일통조림, 건포도 등 당질을 함유한 것들이 모두 충치를 초래하기 쉬운 식품들이다. 충치 유발 지수를 살펴보면 캐러멜 80, 아이스크림 12, 카스텔라 50, 초콜릿 40 등으로 캐러멜이 최고다.[4]

각종 소프트드링크도 치아 건강에 부정적 영향을 미치는 것으로 알려져 있다. 1971~1974년에 이스마일Ismail 등은 소프트드링크 소비와 충치 발생에 밀접한 관련이 있음을 보고했다. 또 마샬Marshall 등은 최근 아이오와주의 어린이를 대상으로 한 더 광범위한 연구에서 소프트드링크가 광범위한 치아우식증의 원인임을 밝혀냈다.

소프트드링크는 알코올을 함유하지 않거나 적게 함유한 음료를 말하는데, 대부분 당분을 지녔다. 탄산음료, 과즙음료, 젖산음료, 커피, 코코아, 기타 우유나 달걀, 크림 등을 사용해 만든 음료가 이에 속한다. 소프트드링크는 지난 50년간 판매 용기 사이즈가 6.5온스에서 24온스로 4배나 커진 것과 함께, 사춘기 청소년13~18세의 드링크 소모량도 1950년대 초반의 1일 평균 15온스에서 23온스소녀 내지 32온스소년로 증가했다.[5]

소프트드링크는 청소년들에게 일반적으로 고과당 옥수수시럽 형태로, 정제 당질refined sugars과 칼로리의 많은 부분을 제공한다. 탄산음료는 미국인의 식사 중 가장 큰 정제 당질의 공급원이다. 소다수soda pop는 미국인 1인당 하루 평균 20찻숟가락tea spoons의 정제

당 중 7찻숟가락을 공급한다. 특히 미국 10대 소년의 경우 모두 34찻숟가락 중 44%, 10대 소녀의 경우 모두 24찻숟가락 중 40%를 소다수로부터 공급받는다.[6] 이 같은 우려를 불식시키기 위해 미국 정부는 건강식 가이드라인을 통해 당분이 들어 있는 일반 소다 음료수 대신 다이어트 소다수나 100% 과일주스를 마실 것을 권하고 있다.

치아 보호를 위해서는 단백질, 석회질이 많이 함유된 식품, 즉 단백질 식품, 칼슘 식품의 섭취가 권장된다. 섭취 과정에서 구강 청정 작용을 하는 신선 채소나 과일도 치아 건강을 돕는 것으로 알려져 있다.[7] 반면 위에서 살핀 것처럼 소프트드링크나 설탕 또는 당질 함유 식품 등은 되도록 피해야 할 것으로 보인다. 그러나 현실의 상황은 그와 반대로 전개되고 있다.

특히 어린이의 경우 상업주의와 광고의 홍수 속에 충치가 잘 생길 음식에 무방비로 노출되고 있다. 세계보건기구도 2003년부터 설탕 함유 제품에 대한 우려를 나타내며 각국 정부에 아동을 타깃으로 한 '설탕 과다 함유 식품'의 텔레비전 광고 규제를 권고했지만, 영국 등 유럽연합의 일부 회원국을 제외하고는 공허한 메아리가 되어 돌아오고 있다.

충치는 일종의 문명병이다. 미개인에게는 적고, 반대로 문명인에게는 많아 그렇게 불린다. 현대인은 거의 90%가 충치를 앓는다.[8] 1970년 영국의 고분에서 발굴된 1,658개의 두개골을 조사한 결과 신석기 시대인 2.94%, 청동기 시대인21.68%, 철기 시대인 40.67%가 각각 충치를 지닌 것으로 밝혀졌다.[9] 문명이 당질 식품에의 접근성을 높여주면서 충치 발생이 증가해 온 것으로 판단된다.

정자 수가 감소한다

충치가 특히 어린이에게 큰 골칫거리라면 정자 수 감소는 현대 사회의 일부 남성들에게 무거운 고민거리다. 정자 수 감소는 인류의 미래마저 불안케 한다. 정자 수 감소는 지난 1990년대부터 과학자들 사이에서 본격 거론되기 시작했으며, 환경호르몬Endocrine Disruptors 등이 주요 원인으로 지목돼 왔다.

정자 수에 관한 논쟁은 1992년 덴마크의 닐스 스카케벡N. E. Skakkebaek 박사에 의해 불이 지펴졌다. 그가 동료 과학자들과 함께 1992년 영국의학저널British Medical Journal에 발표한 논문[1]은, 전 세계 21개 국가의 1만 5000명 남성의 평균 정자 수가 1938~1990년 사이에 1mℓ당 1억 1,300만 마리에서 6,600만 마리로 45% 줄어들었음을 밝혀냈다.

뒤이어 1995년 발표된 한 연구 논문[2]은 프랑스 파리의 건강한 남성 1,351명을 대상으로 한 것이었는데, 1973년 정액 1mℓ당 8,900만 마리였던 남성 정자 수가 1992년에는 6,000만 마리밖에 되지 않아 20년 사이 33% 감소한 것으로 나타났다. 또 1996년 영국에서는 1984~1995년 스코틀랜드 남성의 정자 수가 매년 2%씩 감소했다는 연구 결과가 나왔고[3], 같은 해 벨기에에서는 켄트시 정자은행의 경우 수정이 안 되는 정자가 1980년 5.4%에서 1996년 9%로 증가했다는 사실이 보고됐다.[4]

정자에 관한 부정적 사실들은 2005년 정자 수와 비뇨기계 질환에 관한 한국의 한 연구[5]에서도 확인된다. 혈기왕성한 군인 194명을 대상으로 한 조사에서 1㎖당 평균 정자 수는 9,400만 마리였으며, 이들 정자의 평균 운동성motility은 49.53%였다. 이를 WHO의 정상 기준평균 정자 수: 2,000만 마리/㎖, 운동성 50% 이상[6]과 비교해 평가했을 때 정자 수에서 정상 기준에 못 미치는 경우가 4명이었으며, 운동성에서 정상 기준에 못 미치는 경우는 무려 85명에 달했다.

정자의 수가 감소하고 질도 저하되고 있는 이같은 현실은 인간의 미래에 대한 성찰을 요구한다. UN은 『2007 세계 도시화 전망』 보고서[7]를 통해 세계 인구가 2007년 67억 명에서 2050년 92억 명으로 증가할 것으로 예상했지만, 정자 수 감소와 질 저하 추세를 감안할 때 이러한 예상에 의구심을 갖지 않을 수 없게 된다. 정자와 관련한 이러한 결과는 술, 담배, 스트레스 등 여러 가지가 요인으로 작용하지만 가장 큰 원인은 환경호르몬이라고 과학자들은 입을 모은다.[8]

환경호르몬으로 추정되는 물질은 각종 산업용 물질을 비롯해 살충제, 농약, 다이옥신류, 유기 중금속류, 의약품으로 사용되는 합성 에스트로겐류 등이다. 이들이 물이나 음식을 통해 몸에 들어와 쌓이면 각종 질환이 야기되는데, 정자 수 감소 및 질 저하에 따른 남성 불임도 그중 하나라는 것이다. 특히 농약은 인체에 환경호르몬을 전달하는 주요 매개체가 되고 있다. 현재 세계야생동물보호기금 목록World Wild Life Fund List에서 67종의 화학물질을 환경호르몬으로 규정하고 있는데, 이 가운데 64%인 43종이 농약성분과 관련

있다는 보고도 있다.[9]

글로벌 질병 부담

이상에서 살펴본 여러 질환들 외에도 식품과 관련된 질환들은 더 있다. WHO가 언급하고 있는 식품 유래food-borne 질환들로는 영양·호르몬 장애nutritional/endocrine disorders, 영양 결핍nutritional deficiencies, 식중독food-poisonings 등을 더 꼽을 수 있다.

그러나 영양·호르몬 장애는 다른 식원병에 비해 상대적으로 환자 수가 적어 검토 대상에서 제외했다. 영양 결핍도 식탁의 무질서가 아니라 식품 부족에서 기인하는 문제이므로 역시 다루지 않았다. 식중독은 잘못된 식탁과 일정 부분 관련 있지만, 이 책에서 주로 문제 삼은 생태주의 결여와 크게 관련된 문제는 아니므로 병원미생물 문제를 다룬 다음 장에서 언급하기로 한다.

이 같은 식품 유래 질환들은 소위 '글로벌 질병 부담GBD: global burden of disease'을 심각하게 야기하는 문제를 안고 있다. 암 환자 수만 해도 2009년 현재 2,000만 명에 달하는 지구촌 현실은 글로벌 질병 부담이 만만치 않음을 가늠케 한다. 당뇨나 심혈관계 질환 등도 만성 소모성 질환으로서 역시 가계와 국가에 심각한 보건비용을 발생시킨다.

지난 1990년대부터 세계는 음식물 관련 질병 부담 계산에 관심을 기울였다. 세계은행이 1990년에 발표한 『글로벌 질병 부담』[1]에서 저자들은 세계 8개 지역의 사망 원인을 검토했다. 그 결과 그해 전체 사망자 5,050만 명 가운데 허혈성 심장질환으로 사망한 사람이

626만 명으로 가장 많았고, 다음은 뇌졸중 사망자로 438만 명이었다. 또 심각한 호흡기 감염으로 인한 사망자가 430만 명으로 뇌졸중 사망자와 근소한 차이를 보였다. 다른 주요 사망 원인들로는 설사병, 만성폐쇄성 폐질환, 결핵, 홍역, 신생아 저체중, 교통사고, 폐암 등이 지적됐다. 저자들은 같은 해 폐암과 위암 등 각종 암으로 인한 사망자가 600만 명에 달한 것으로 추산했다.

저자들은 GBD 계산을 위해 DALYdisability adjusted life year라는 지표를 만들었다. DALY는 조기 사망으로 인해 잃은 생존 연수YLL: the Years of Life Lost due to premature와 장애에 따른 상실 건강 연수YLD: the Years Lost due to Disability를 합산한 것이다. 따라서 DALY가 높다는 것은 그만큼 해당 국가나 해당 지역 사람들의 질병 부담이 크다는 의미다. 이러한 DALY는 그후 세계보건기구WHO 등으로부터 지표로서의 타당성을 인정받아 세계 각국에서 GBD 계산을 위한 방편으로 널리 활용되고 있다.

『글로벌 질병 부담』의 저자들은 선진국과 개발도상국 가릴 것 없이 1990년 대비 2020년의 DALY가 심혈관계질환, 관상동맥 심장질환, 뇌졸중, 암 등 대부분의 음식물 관련 질환에서 증가할 것으로 전망했다.〈표4〉 결국 선진국과 개발도상국 모두에서 음식물과 관련한 새로운 유행병이 국가 보건비용을 계속 높일 수밖에 없는 상황인 것이다.

실제로 많은 국가에서 건강 관련 지출 증가가 국내총생산 증가를 앞지르는 현상이 나타나고 있다. 〈표5〉는 1990~2000년 사이 경

¤ 선진국과 개발도상국의 원인별 DALY 손실 (1990년과 2020년)

요인	선진국		개발도상국	
	1990년	2020년	1990년	2020년
감염성질환	7.8%	4.3%	48.7%	22.2%
심혈관계질환	20.4%	22.0%	8.3%	13.8%
관상동맥심장질환	9.9%	11.2%	2.5%	5.2%
뇌졸중	5.9%	6.2%	2.4%	4.2%
당뇨병	1.9%	1.5%	0.7%	0.7%
암	13.7%	16.8%	4.0%	9.0%
정신장애	22.0%	21.8%	9.0%	13.7%
상해	14.5%	13.0%	15.2%	21.1%

자료: 머레이와 로페즈(1996), 글로벌 질병부담, 1990년과 2020년 예측, 케임브리지 〈표4〉

¤ 건강 비용 증가 (1990~2000년)

	실제 1인당 증가율 1990~2000년(%)		GDP에서 건강 비용 비율(%)		
	건강 비용	GDP	1990년	1998년	2000년
호주	3.1	2.4	7.8	8.5	8.3
오스트리아	3.1	1.8	7.1	8.0	8.0
벨기에	3.5	1.8	7.4	8.5	8.7
캐나다	1.8	1.7	9.0	9.1	9.1
체코	3.9	0.1	5.0	7.1	7.2
덴마크	1.7	1.9	8.5	8.4	8.3
핀란드	0.1	1.8	7.9	6.9	6.6
프랑스	2.3	1.4	8.6	9.3	9.5
독일	2.2	0.2	8.7	10.6	10.6
그리스	2.8	1.9	7.5	8.7	8.3
헝가리(a)	2.0	2.7	7.1	6.9	6.8

	실제 1인당 증가율 1990~2000년(%)		GDP에서 건강 비용 비율(%)		
	건강 비용	GDP	1990년	1998년	2000년
아이슬란드	2.9	1.6	7.9	8.3	8.9
아일랜드	6.6	6.4	6.6	6.8	6.7
이탈리아	1.4	1.4	8.0	7.7	8.1
일본	3.9	1.1	5.9	7.1	7.8
한국	7.4	5.1	4.8	5.1	5.9
룩셈부르크(b)	3.7	4.5	6.1	5.8	6.0
멕시코	3.7	1.6	4.4	5.3	5.4
네덜란드	2.4	2.3	8.0	8.1	8.1
뉴질랜드	2.9	1.5	6.9	7.9	8.0
노르웨이	3.5	2.8	7.8	8.5	7.5
폴란드(b)	4.8	3.5	5.3	6.4	6.2
포르투갈	5.3	2.4	6.2	8.3	8.2
슬로바키아 공화국	-	4.0	-	5.9	5.9
스페인	3.9	2.4	6.6	7.6	7.7
스위스	2.5	0.2	8.5	10.6	10.7
영국	3.8	1.9	6.0	6.8	7.3
미국	3.2	2.3	11.9	12.9	13.0
OECD 평균(c,d)	3.3	2.2	7.2	8.0	8.0
EU 평균	3.1	2.3	7.4	8.0	8.0

자료: OECD(2002년) Health Data(2002년)
www.oecd.org/pdf/M00031000/M00031130.pdf(p.1) 〈표5〉

(a)헝가리: 1991~2000년
(b)룩셈부르크와 폴란드: 1990~1999년
(c) 슬로바키아 공화국은 1990년 평가치가 빠져 있어서 OECD 평균에서 제외됨
(d) 비가중 평균, 스웨덴과 터키는 최근 자료가 없음

제협력개발기구OECD 회원국 대부분의 건강 비용 증가율이 국내총

생산GDP 증가율을 추월해 OECD 평균 건강 비용 증가율이 3.3%로 GDP 증가율 2.2%보다 높음을 나타낸다.

EU 평균은 건강 비용 증가율이 3.1%로 역시 GDP 증가율 2.3%보다 높다. 이러한 건강 비용 증가율은 전염성 질환과 비전염성 질환을 모두 합친 것이지만, 지난 2001년 비전염성 질환으로 인한 지구촌의 사망자가 전체의 60%를 차지[2]한 점을 감안할 때 비전염성 질환과의 관련성이 적지 않음을 알 수 있다. 이는 또한 상당 부분 밥상의 문제가 초래한 결과임도 부인할 수 없다.

〈표6〉은 미국에서 음식물 및 운동 관련 주요 질병에 들어간 직접 비용과 간접비용을 나눠 나타낸 것이다. 대표적인 선진국인 미국에

¤ 음식물 및 운동과 관련된 건강 문제의 경제적 비용, 미국 (단위:10억 달러)

질병	직접비 (의료비)	간접비 (생산성 손실)	총비용
심장질환	97.9	77.4	175.3
발작	28.3	15.0	43.3
관절염	20.9	62.9	83.8
골다공증		14.9	14.9
유방암	8.3	7.8	16.1
대장암	8.1		8.1
전립선암	5.9		5.9
담낭질환	6.7	0.6	7.3
당뇨병	45.0	55.0	100.0
비만	55.7	51.4	107.1
	합계 = 561.8		

자료: 미국 국립보건원(1998년) 〈표6〉

서 1998년 한 해에만 5,618억 달러의 음식물 및 운동 관련 보건비용이 발생했다는 사실은 상당히 심각하게 받아들여져야 한다.

WHO가 예상한 금후의 음식물 관련 질환 발생 양상[3]은 비관적이다. 비전염성 질환은 2008년 63.2%에서 2015년 67.7%, 2030년 76.1%로 대폭 높아질 전망이다. 2030년은 전체 사망자의 13.8%가 전염성 질환으로 인한 것이고, 10%는 사고로 인한 것이어서 대부분이 비전염성 질환으로 인해 사망할 것이란 진단이다. 비전염성 질환 가운데 암은 13.8%→15.2%→17.6%, 당뇨는 2.2%→2.7%→3.3%, 심혈관계질환은 30.4%→31.9%→34.8% 등으로 각각 증가한다는 관측이다. 따라서 WHO는 지방 과다 섭취, 과일 및 채소 섭취 부족, 설탕 및 소금의 과다 섭취 등을 경계할 것을 주문하고 있다. 이와 관련해 함께 경계해야 할 요소들은 제3장에서 자세히 설명하게 될 다양한 식품 오염원과 제4장에서 거론하게 될 현대 농수산업의 제반 문제들일 것이다.

식탁을 엎어라 • PART3

식품 오염원과의 전쟁

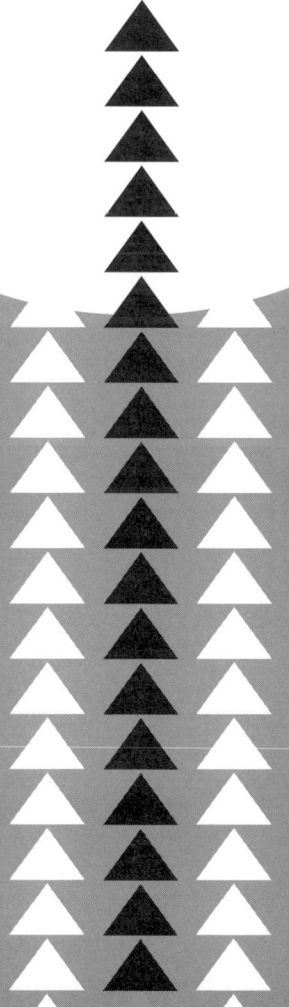

식품 안전사고 소식은 수시로 지구촌을 뜨겁게 달군다. 이들 사고의 주요인은 각종 오염이다. 식품은 특성상 오염원에 취약하다. 주의 깊게 다루지 않으면 각종 오염원이 식품을 통해 체내에 유입돼 생명을 위협할 수 있다.

2008년 세계를 뒤흔든 중국발 멜라민 파동은 식품 안전사고의 대표적 케이스다. 수확 전·후 농작물의 아플라톡신 오염이나 축산물의 다이옥신 오염 등은 인류가 끊임없이 경계해야 할 식품 안전사고다. 식품의 저장이나 가공에 광범위하게 사용되는 각종 식품첨가물은 선과 악의 두 얼굴로 식탁을 오르내리며, 우리 눈에 보이지 않는 방사선은 그 사용에 찬반양론이 늘 격돌한다.

먹을거리와 연계된 오염물질들은 이외에도 무수히 많다. 우리가 여기서 염두에 둬야 할 점은 이들 오염원이 각종 식원병, 특히 비전염성 질환과 상당 부분 관련을 맺고 있다는 점이다. 식품 오염원과의 전쟁은 21세기 인류가 떠안은 난제 중 하나다.

식품 안전사고, 멜라민 파동

21세기 들어와 발생한 심각한 식품 안전사고 중 하나로 멜라민melamine 파동을 들 수 있다. 멜라민은 석탄산업의 부산물로 얻어지는 공업용 화학물질이다. 이는 플라스틱 제품이나 적층물laminates, 코팅제, 식기, 주방용품, 아교 또는 접착제, 상업용 필터 등의 제조에 광범위하게 사용된다.[1] 이러한 멜라민이 공업용 제품이 아닌, 유제품dairy products 제조에 사용된 데서 사건이 불거졌다. 2008년 지구촌을 뒤흔든 사건이다.

중국 보건부의 공식 집계에 따르면 2008년 11월 말까지 멜라민에 오염된 유아용 혼합분유infant formula를 먹고 피해를 입은 유아가 29만 4,000명에 달했다. 이중 5만 명 이상이 입원했으며, 6명이 사망했다.[2] 주요 증상은 신장결석과 신부전 등이다.[3] 특히 환자 중 상당수가 신장, 수뇨관ureter 또는 방광에 결석이 형성된 것으로 확인됐다.[4]

사고의 원인을 추적하는 과정에서 중국 내 굴지의 유업체 중 하나인 싼루Sanlu 사의 유아용 혼합분유 제품에서 2,560mg/kg이나 되는 멜라민이 확인됐다.[5] 이는 세계보건기구WHO의 위험 관리 수준인 1mg/kg을 크게 웃도는 양이다.[6] 중국 질병통제예방센터CDC 자료에 따르면, 멜라민이 보통 수준으로 섞인 시중의 유아용 혼합분유 섭취를 통한 인체 노출 정도는 1일 체중 1kg당 8.6~23.4mg으로 추정됐다. 이는 1일 섭취 허용량TDI 0.2mg/kg체중의 40~120배로,

당연히 엄청난 사고를 유발할 수밖에 없었다.[7]

싼루사 외의 다른 21개 회사 제품에서도 비록 낮은 수준이지만 멜라민이 검출됐다. 이들 제품이 해외로 수출돼 리콜이 잇따랐다.[8] 중국 정부의 공식 보고에 따르면 유제품을 기반으로 한 시유liquid milk, 요구르트 아이스크림, 캔커피 등도 멜라민을 함유한 것으로 밝혀졌다. 유제품을 원료로 만든 수입국들의 사탕과 과자류에서도 멜라민이 나왔다.[9] 심지어 세계 굴지의 다국적기업 제품에서도 멜라민이 발견됐으며, 원자바오Wen Jiabao 중국 총리가 한 국제회의 석상에서 이 같은 파동에 대해 사과하는 사태로까지 발전했다.

식품에 공업용 화학물질을 첨가한다는 것 자체가 일반인의 상식으로는 납득하기 어려운 대목이다. 그러나 중국에서는 오래전부터 이 같은 행위가 공공연히 이뤄져 왔다고 한다. 이유는 우유 생산량을 억지로 늘리기 위해서였다. 어떻게 그것이 가능할까.

식품의 단백질 함량을 측정하는 표준 시험 중 하나는 질소 수준을 측정한 뒤 이를 토대로 단백질 수준을 예측하는 것이다. 멜라민의 질소 농도가 높으므로 이 시험은 이 같은 질소 함량을 단백질 함량으로 해석하게 된다. 이에 따라 우유를 물에 희석하는 과정에서 멜라민을 첨가할 경우 단백질 함량 확인을 위해 질소 수준을 측정하면 물이 우유에 섞였다는 사실이 위장된다.[10] 자연히 우유 생산량이 증가한 것처럼 꾸며져 생산자 소득이 늘어나게 된다.

멜라민 오염 식품으로 인한 수많은 환자 발생은 도덕성을 일탈한 경제 행위의 결과다. 중국 당국이 멜라민 첨가 사범에 대해 단호한 조치를 내리고 유엔식량농업기구FAO와 WHO가 합동 전문가 회의를 개최하는 등 발 빠르게 대처해 위기를 넘겼지만, 이와 유사한 식품 사고는 지구촌에서 언제든 재연될 가능성이 있다.

극소량으로도 해를 끼치는 곰팡이독소

농업 생산품의 곰팡이독소fungal toxin 오염으로 인한 인명 피해가 세계 각국에서 발생해 WHO와 FAO 등이 대책 마련에 나선 지 오래다. 미코톡신mycotoxins은 이러한 곰팡이독소를 일컫는 것이다. 이에는 아플라톡신aflatoxins을 비롯해 오크라톡신ochratoxin, 트리코테센trichothecene 등 여러 종류가 있다.

이들은 자연적으로 발생해 수확 전후에 여러 농산물들을 오염시키는 화학 물질들이다.[1] 최근 들어 지구 온난화 현상으로 곰팡이독소류 발생 우려가 점점 더 높아짐에 따라 이에 대한 각국 정부의 기민한 대응이 요망된다.

미코톡신은 식품에서 극소량만으로도 독성을 발휘한다.[2] 미코톡신류 가운데 인명 피해가 많아 가장 잘 알려진 것은 아플라톡신이다. 2004년 케냐에서는 아플라톡신에 오염된 옥수수를 먹고 317명의 환자 가운데 125명이 사망하는 사건이 발생했으며, 그후 수년간 케냐에서 같은 사고가 반복됐다.[3][4] 한국에서는 2005년 베트남으로부터 수입한 볶음땅콩에서 아플라톡신이 국내 기준치의 8배 이상 검출되고[5], 심지어 2008년에는 질병 치료에 이용되는 한약재의 5%에서 아플라톡신이 나와[6] 식품의약품안전청이 긴급 대응에 나서는 등 복잡한 상황이 전개됐다.

식품 중 아플라톡신 오염의 심각성은 가나와 나이지리아, 시에라리온, 수단, 태국 및 아랍에미리트의 모유로부터, 그리고 가나, 케냐, 나이지리아, 시에라리온 등의 탯줄 혈액 샘플umbilical cord blood samples로부터 아플라톡신 M_1 이 발견된 것에서도 확인된다[7].

아플라톡신은 일반적으로 Aspergillus flavus와 A. parasiticus에 의해 생성된다.[8] 적어도 13종류의 아플라톡신이 자연 상태에서 생성된다. 이들 진균류fungi는 일부 식품과 주로 땅콩, 건조 과일, 나무 열매, 스파이스 및 곡물류에 번식한다.[9] 자주 오염되는 농산물을 종류별로 살펴보면 곡류에는 옥수수, 사탕수수, 진주조pearl millet, 쌀, 밀, 유지작물 종자oil seeds에는 땅콩, 대두, 해바라기, 목화, 스파이스류에는 칠리 고추chile peppers, 후추, 고수coriander, 심황turmeric, 생강, 나무 열매에는 아몬드, 피스타치오, 호두, 코코넛, 브라질 넛 등이 있다.[10]

일반적으로 고온과 높은 습도 등의 열대 기후 조건, 몬순 기후, 수확기의 강우, 돌발 홍수 등이 곰팡이류의 확산과 미코톡신의 생성을 촉진한다.[11] 특히 많은 개발도상국에서 불충분한 건조와 습한 공기 조건이 농식품의 미코톡신 생성의 주요인이 되고 있다. 이러한 미코톡신은 인류의 건강과 가축의 생산성 및 국가간 무역에 심대한 영향을 미친다.

사람의 건강과 관련해서는 미코톡신에의 노출이 사망으로부터 중추신경계, 심혈관계, 폐, 소화관 등에 나쁜 영향을 미치는 심각한 독성을 유발할 수 있다.[12] 미코톡신은 또 발암성이 있으며, 돌연변이 발생률을 높이고, 태아 기형을 초래하며, 면역 억제성을 지니기도 한다.[13] 각종 전염병학 관련 연구들은 아플라톡신에의 노출과

초기 간암이 매우 밀접한 상관관계를 지니고 있음을 보여줬다.[14)]

어린이들의 아플라톡신 노출은 발육 저지 및 신경 손상과도 연관된다. 베닌Benin과 토고Togo에서 어린이의 아플라톡신 노출과 관련해 수행한 한 연구는 이 같은 독성 오염원에의 노출이 이유離乳 후에 놀랍게 증가하며, 이는 성장 지체와 관련 있음을 보여줬다.[15)]

FAO는 세계 농식품 생산량의 25%가 미코톡신에 심각하게 영향받는 것으로 추정하고 있다.[16)] FAO는 미코톡신으로 인한 글로벌 식품 손실이 매년 10억t에 이르는 것으로 추정한다.[17)] 미코톡신의 감축 및 통제는 농식품의 안전 생산, 유통 및 소비를 위한 인류의 주요 과제다.

환경호르몬, 피할 길이 없다

환경호르몬내분비교란물질, Endocrine Disruptors의 공세가 예사롭지 않다. 환경호르몬은 생물체 내에서 정상적으로 만들어지는 물질이 아니라 인간의 산업 활동에 의해 생성, 방출되는 물질이다. 이는 우리 몸 안에 흡수되면 내분비계의 정상적인 기능을 방해하거나 혼란케 해 여러 질병을 야기한다. 지난 1996년 미국에서 환경호르몬 문제를 다룬 『도둑맞은 미래Our Stolen Future』[1]란 책이 출간되면서 세인들의 관심을 끌게 됐다.

환경호르몬으로 추정되는 물질은 여러 종류다.[2] 대표적인 것이 다이옥신류다. 다이옥신에는 PCDDs, PCDFs, PCBs 등이 있다. 이들은 주로 석탄, 석유, 담배 등을 태우거나 농약 등 화학물질을 만드는 공장에서 발생하는데, 청산가리보다 1만 배나 강한 독성을 지녔다. 다음으로 농약류에 포함된 환경호르몬을 들 수 있다. 엔도설판, 프로시미돈, 클로르피리포스 등의 환경호르몬이 농약 제조에 이용된다. 특히 수확 후 농약으로 사용되는 말라티온에도 환경호르몬이 섞인다.

프탈레이트류도 주요 환경호르몬이다. 이에는 DEHP, DEP, DBP, DINP 등이 있다. DEHP는 식품 용기, 음료수병, 의료용품, 바닥재, 장판, 건축자재 등의 PVC 제품에 첨가돼 있다. DEP는 화장품이나 방향제 등에 들어 있고, DBP는 화장품, 헤어 스프레이, 모발 염색제, 프린트 잉크, 접착제 등에 첨가돼 있다. DINP는 장난감, 잉크,

접착제, 페인트 등에 들어 있다.

비스페놀A와 PBDE, 알킬페놀류, DEHA, PFOS 등은 또 다른 환경호르몬들이다. 비스페놀A는 식품, 음료수 포장지, 깡통 음료의 용기 내부 등에 함유돼 있다. PBDE는 플라스틱이나 섬유를 원료로 한 각종 제품, 즉 TV, 컴퓨터 등 가전제품, 건축자재, 실내장식재 등에 포함돼 있다. 알킬페놀류는 가정 및 산업용 각종 세제, 페인트, 제초제, 의류 등에 들어 있으며 DEHA는 DEHP와 용도가 비슷하다. PFOS는 반도체나 페인트, 접착제, 인화용지 등을 생산할 때 첨가한다.

이들 환경호르몬이 주위에 넘쳐나면서 먹을 것과 입을 것, 주거 공간을 비롯한 거의 모든 생활 영역에 포진해 피하려 해도 피할 수 없는 상황이 됐다. 현재 세계야생동물보호기금 목록World Wild Life Fund List에서 67종, 일본 후생성에서 143종, 미국에서 73종의 화학물질을 환경호르몬으로 규정하고 있다. 문명과 등지고 자연에 파묻혀 생활하기 전에는 이들을 따돌리기가 쉽지 않은 상황이다.

환경호르몬이 체내에 유입되는 것은 주로 음식을 통해서다. 채소나 과일, 어류, 육류 등에 잔류해 있다가 음식 섭취를 통해 몸 안에 축적된다. 특히 농약의 환경호르몬은 채소, 과일, 곡류 등을 통해서, 육류와 유제품의 환경호르몬인 다이옥신 등은 지방에 축적돼 있다가 우리 몸 안으로 들어온다. 그런가 하면 자연계에 방출돼 토양에 잔류해 있던 환경호르몬은 공기 중으로 솟아나와 대기를 타고 확산되다가 물이나 동식물을 감염시키고 이를 매개로 다시 인간의 몸에 침투하기도 한다.

음식물을 담는 용기도 환경호르몬의 주요 통로다. 그중 수년 전부터 요주의 대상으로 떠오른 것이 플라스틱류다. 플라스틱을 말랑말랑하게 만들기 위해 첨가하는 DEHP, DEHA 등이 음식 용기에서 음식으로 흘러들어가 우리 몸에 침투하게 된다. 플라스틱으로 만든 음료수통, 김치통, 반찬통, 도시락통 등이 문제될 가능성이 있다. 이밖에 1회용 종이컵과 컵라면 용기, 쿠킹호일, 통조림 용기, 랩 등이 환경호르몬의 주요 전달 경로가 되고 있다.

환경호르몬이 두려운 이유는 그것이 인간의 몸 안에 들어와 진짜 호르몬인 것처럼 작용함으로써 내분비계호르몬계의 정상적인 기능을 방해하기 때문이다. 그럴 경우 인간의 생식기능 저하, 성장장애, 기형아 출산, 암 등을 유발하게 된다. 환경호르몬의 피해 사례로 1970년대 불임 여성의 증가, 음경 발달 부신, 1980년내 플로리다 악어의 부화율 감소, 성기의 왜소 증상, 1990년대 및 2000년대의 남성 정자 수 감소 및 정자 질 저하, 수컷 잉어의 정소精巢, seminal glands 축소, 바다 고등어류의 자웅동체雌雄同體, hermaphrodite 현상 등이 보고됐다. 특히 제2장에 자세히 설명해 놓았듯이 남성의 정자 수 감소 및 질 저하는 인류의 존속에도 영향을 미칠 것으로 우려돼 문제의 심각성을 더하고 있다.

다이옥신과 건강, 그리고 푸드 체인

위에서도 언급했듯이 다이옥신은 여러 가지 환경호르몬 중에서도 가장 위험한 물질에 속한다. 이는 다이옥신이 지닌 높은 독성 때문이다. 여러 시험 연구에 의하면 다이옥신은 일단 인체에 들어가면 지방에 축적돼 오랫동안 잔류한다. 잔류 기간은 7~11년으로 추정된다.[1]

다이옥신이 인체에 미치는 영향은 다음과 같다. 높은 수준의 다이옥신에 단기간 노출돼도 피부 및 간 기능이 손상된다. 장기간 노출은 신경계, 면역체계, 내분비계, 생식기능 등의 손상을 초래한다.[2] 다이옥신의 일종인 TCDD는 지난 1997년WHO의 국제암연구소IARC에 의해 인체에 암을 일으키는 물질human carcinogen로 분류됐다.

다이옥신은 어디에나 있기 때문에 누구나 이에 노출될 수 있고, 일정 수준의 다이옥신을 몸 안에 지니고 있다. 그 양의 많고 적음에 따라 신체적 부담의 정도가 차이난다. 현재는 평균적으로 볼 때 일반 대중의 건강에 영향을 미칠 정도로 곳곳에 편재한 것은 아니다. 그러나 이 물질이 지닌 잠재적인 고독성을 감안할 때 노출 위험을 줄이기 위한 노력이 강구돼야 한다.[3]

태아는 다이옥신 노출에 가장 민감하다.[4] 신생아도 각종 기관이 빠르게 발달하므로 다이옥신 노출에 취약할 수 있다. 즉, 아이큐IQ 결함 및 인지 능력 저하, 출생시 체중 및 성장률 저하 등을 초래할 수 있다.[5][6][7][8] 세계 곳곳에는 특수하게 다이옥신에 노출돼 있는 사람들도 있다. 쓰레기 소각장 노동자들이나, 다이옥신에 오염된 물고기 음식을 먹고 사는 사람들이다. 전자는 다이옥신이 발생하는 작업장의 일꾼들이어서 다이옥신을 피하기 어렵다. 후자의 예로 발트해 산産 대구 간 요리를 즐기는 유럽인들을 들 수 있다.

발트해는 주변국들로부터 흘러들어온 산업용 폐수에 오염된 지 오래다. 그로 인해 발트해에서 잡히는 물고기에는 다이옥신 함유 수치가 높을 수밖에 없다. 바다 속 독성물질이 대구의 간과 지방이 많은 내장에 축적된다. 따라서 발트해 산 대구 간 요리를 즐기는 유럽인들에게 건강의 적신호가 따라다닐 수밖에 없다. 더욱이 유럽위원회EC가 지난 2008년 4월 생선 간 통조림의 다이옥신 제한 허용량을 8picogram/1g에서 25picogram/1g으로 대폭 완화해 소비자들의 다이옥신 노출 위험이 더욱 커졌다.[9] 더욱이 발트해산 생선의 기름이 가축 사료 제조에 쓰여 축산업자와 환경보호론자들의 비난이 거세게 일기도 했다.

다이옥신은 주로 산업 공정에서 지역적으로 생겨나지만 환경에 대한 영향은 전 지구적으로 미친다. 최고 농도의 다이옥신은 일부 토양과 양념류 및 식품, 특히 낙농품, 육류, 어패류 등에서 발견된다. 다이옥신의 인체 노출의 97% 이상이 식품 공급을 통해 이뤄진다. 단지 3% 미만이 호흡기관을 통한 노출이다.[10] 아주 낮은 농도의 다이옥신이 식물, 물, 공기 중에서 발견된다.

버펄로 모짜렐라Buffalo mozzarella는 세계적으로 이름난 치즈다. 이탈리아 캄파니아 주에서 연간 3만t 정도5억 달러 정도 생산돼 EU 각국과 러시아, 일본 등으로 수출되던 이 치즈가 2008년 발암물질 다이옥신carcinogen dioxin 오염 파동으로 당시에 매출액이 40% 격감했다.[11] 이 치즈는 캄파니아 주의 나폴리 주위, 불법 쓰레기 투척 지역 내 산지産地에서 가공되던 중 다이옥신에 오염됐을 것으로 추정됐다. 나폴리 시내와 외곽은 여러 해 동안 대규모 불법 쓰레기 투척일부는 독성이 있음으로 몸살을 앓았다. 이들 지역이 최고의 모짜렐라 치즈를 생산하게 되었다. 이탈리아 정부는 자국의 상징적인 치즈가 더 이상의 이미지 손상을 입지 않게 하려고 안간힘을 썼으나, 모짜렐라 치즈 매출액이 정상으로 돌아오기까지는 여러 해가 걸렸다.

다이옥신 오염 사고는 모짜렐라 치즈 사건 외에도 많다.[12)13)] 2004년 네덜란드에서 우유에 다이옥신 농도가 증가한 사건이 있었다. 조사 결과 가축 사료 생산에 사용된 점토가 오염 경로였던 것으로 밝혀졌다. 또 2006년 네덜란드의 가축 사료에서 고농도의 다이옥신이 발견됐다. 이는 사료 생산에 투입된, 오염된 지방이 원인이었다. 2007년 7월 유럽위원회는 회원국들에 대해 건강상 경종을 울렸다. 이유는 식육, 낙농제품, 조제식품delicatessen 등에 증점제thickener로 소량씩 사용되는 식품첨가제 구아검guar gum에서 고농도의 다이옥신이 발견됐기 때문이다. 구아검은 인도 산으로 PCP에 오염돼 있었다. PCP는 다이옥신을 함유한 농약으로서 현재는 사용되지 않는다.

1999년에 고농도의 다이옥신이 벨기에산 가금육家禽肉과 달걀에서 발견됐다. 벨기에 정부는 700만 마리의 닭과 6만 마리의 돼지를 도살해야 했다. 그후 다른 여러 나라에서도 다이옥신에 오염된 축산물닭고기, 달걀, 돼지고기이 발견됐다. 원인은 가축 사료에 포함된 PCB로 밝혀졌다. 1998년에는 독일에서 판매된 우유에서 고농도 다이옥신이 발견됐다. 추적 결과 동물 사료로 사용된, 브라질 산 감귤류 펄프 펠릿이 원인으로 밝혀져, 이 펠릿에 대해 EU로의 수출 금지 조치가 내려졌다. 사람을 해치기 위해 다이옥신을 사용한 사건들도 있다. 가장 잘 알려진 사건은 우크라이나 대통령 빅토르 유슈첸코와 관련된 것이다. 그의 얼굴은 다이옥신으로 인한 염소성 여드름chloracne으로 심하게 일그러졌다.

WHO는 다이옥신 피해를 예방하기 위해서 식육의 지방을 떼어내고 섭취하거나 저지방 낙농제품을 소비할 것을 권한다. 과일, 채소 및 시리얼이 포함된, 균형 잡힌 식단도 권장된다. 결국은 식품 조달 과정에서 다이옥신 오염을 막는 일이 중요하다. 식품 공급 체인 전체적으로 오염을 막아야 한다. 초기 생산과 가공, 유통 및 판매 과정에서의 농산물우수관리제GAP가 안전한 식품 생산을 위해 필수적이다. 식품 오염 감시 체계의 확립도 요구된다. 이는 다이옥신이 허용량을 초과하지 않도록 통제하는 효과적인 수단이 될 수 있을 것이다.

트랜스 지방을 퇴출시켜라

현대인의 식탁에 유령처럼 어슬렁거리는 존재가 트랜스 지방산 trans fatty acids이다.〈표7〉 보통 트랜스 지방trans fats이라 불리는 이 지방산에 대해 비판적인 이들은 '침묵의 살인자' 혹은 '죽음에 이르는 징검다리' 등의 거친 표현을 사용하며 공격한다. 트랜스 지방이 이런 공격을 받는 것은 그것이 초래하는 건강상의 부정적 영향이 적지 않기 때문이다.

지방산은 주로 동물성인 포화 지방산과 식물성인 불포화 지방산으로 구분된다. 그동안 포화 지방산은 비만과 심혈관계 질환 등 각종 성인병의 원인으로 지적돼 왔으며, 불포화 지방산은 건강에 유익한 것으로 알려져 왔다. 그러나 20세기에 이르러 불포화 지방산에도 건강에 부정적 영향을 끼치는 지방산이 있는 것으로 밝혀졌다. 바로 트랜스 지방산이다. 신진대사 관련 연구들은 트랜스 지

¤ 주요 제품 트랜스 지방산 함유량

종류	100g당 함유량(g)
마가린·쇼트닝	14.4~10.2
버터	7.18
전자레인지용 팝콘	11~11.1
패스트리	10
도넛	4.7
튀김용 냉동감자	3.5~4.6
초콜릿 가공품	3.2
감자튀김	2.9~4.8
프라이드 치킨	0.9~2.2
햄버거	0.4~0.8
튀김류	0.3~0.5
인스턴트 수프분말	0.2

자료: 식품의약품안전청 (2005년) 〈표7〉
튀김·프라이드 치킨 등은 기름에 튀길 때 함량 증가

방산이 LDL 콜레스테롤소위 나쁜 콜레스테롤 수치를 일정 수준까지 높일 뿐 아니라 HDL 콜레스테롤좋은 콜레스테롤 수치를 낮춰 혈장의 지질脂質 상태를 포화 지방산보다도 더 아테롬 성으로 기울게 한다고 밝혔다.[1] 또 몇몇 대규모 공동 연구들은 트랜스 지방산 섭취가 관상동맥 심장질환의 위험을 증가시킨다는 점을 발견했다.[2)3)] 미국과학학회NAS도 이와 비슷한 의견을 견지하고 있다. 즉, 포화 지방과 트랜스 지방은 LDL 콜레스테롤 수치를 높이지만, 트랜스 지방은 HDL 콜레스테롤 수치도 낮춰 관상동맥 심장질환의 위험을 증가시킨다는 것이다.[4] NAS는 식품 중의 트랜스 지방산은 관상동맥 심장질환에 관한 한 포화 지방산보다 더 해롭다고 지적하고 있다.[5]

최근의 한 연구는 '영양학적 관점에서 볼 때 트랜스 지방산 섭취는 잠재적으로 상당히 해로운 결과를 초래하며 외관상 유익한 점이 없다'며, 미국에서 매년 3만~10만 명의 심장병 사망자가 트랜스 지방 때문에 발생한다고 추정했다.[6] 이밖에 트랜스 지방은 아직 과학적인 공감대를 얻지는 못했지만 일부 암이나 당뇨병과 관련 있다는 보고도 있다.

오늘날 인류가 섭취하는 트랜스 지방의 대부분은 식물성 불포화 지방산에 산패酸敗 억제를 위해 수소를 첨가하는 방법으로 만든다. 이렇게 하면 액체 상태이던 식물성 기름이 고체 또는 반고체 상태로 변한다. 마가린이나 쇼트닝, 마요네즈 등이 이렇게 해서 만들어지는 트랜스 지방 덩어리들이다.

트랜스 지방의 가장 큰 장점은 식물성 불포화 지방산과 달리 오래 놔둬도 산패하지 않는다는 점이다. 또 액체 상태의 식물성 기름은 운반과 저장이 어려워 사용에 불편이 따르지만 트랜스 지방은 고체 또는 반고체여서 사용하기 편리하다. 트랜스 지방을 사용한 제품은 유통 기한이 길어지고, 냉장 보관의 필요성도 줄어든다. 쿠키나 머핀, 팝콘 등이 그러한 제품들이다. 트랜스 지방이 들어간 식품은 맛도 감쪽같이 향상된다. 특유의 고소하며 당기는 맛이 담배의 니코틴처럼 중독성을 초래한다. 그래서 먹고 또 먹다보면 몸에 시나브로 쌓이고, 어느새 죽음의 징검다리를 건너게 된다.

트랜스 지방이 함유된 제품은 쿠키 등 과자와 빵 외에 감자튀김, 프라이드치킨, 자장면, 라면 등 주위에 널려 있다. 마가린이나 쇼트닝, 정제 식물성 유지refined vegetable oil 등을 트랜스 지방 덩어리라고 해서 피할 수는 있지만 이들로 조리한 이러한 식품들마저 하나하나 찾아내 피하기란 쉽지 않다. 제조업체에 따라서는 소비자의 따가운 시선을 피하고 기업의 이미지를 제고하기 위해 마가린이나 쇼트닝 대신 올리브유 등 식물성 기름을 사용하기도 한다. 맥도날드가 일부 국가의 프라이드치킨에서 트랜스 지방산을 제거한 사례나, 유니레버Unilever와 크래프트 푸즈Kraft Foods가 트랜스 지방산 퇴출 절차를 밟고 있는 것 등이 그 예들이다. 그러나 늘어나는 생산비 부담 때문에 아직도 전 세계적으로는 대부분 마가린과 쇼트닝, 정제 식물성 유지 등을 사용하는 실정이다.

WHO는 트랜스 지방산이 결과하는 건강상 위험을 줄이기 위해 『음식, 영양 및 만성질환 예방Diet, Nutrition and the Prevention of Chronic

Diseases: WHO Technical Report Series 916』을 통해 트랜스 지방산은 1일 전체 에너지 섭취량의 1%를 초과하지 말 것을 권하고 있다.[7] 뿐만 아니라 일부 국가들도 트랜스 지방 퇴출에 앞장서고 있다. 대표적인 사례가 덴마크인데, 이 나라는 2004년 1월 가공식품에 트랜스 지방 함량이 2% 이상인 경우 유통 및 판매를 금지시켰다. 미국은 2006년 1월, 캐나다는 2005년 12월, 영양 표시 항목에 트랜스 지방 함량 표시를 법제화했다. 뉴욕 시는 2008년 7월부터 모든 음식점의 트랜스 지방 사용을 전면 금지하고 이를 위반하는 음식점에 대해 벌금을 부과하고 있다.

트랜스 지방 퇴출을 위해서는 각국 정부 외에 각종 비정부기구NGO들의 움직임도 중요하다. 이를 테면 시민단체가 앞장서서 트랜스 지방을 사용하지 않는 식당이나 상품임을 알려주는 스티커 부착 운동을 전개하는 것이다. 실제로 일부 국가와 도시에서 이 같은 캠페인을 펼쳐 효과를 얻고 있기도 하다.

식품첨가물과 식품 위장

오늘날 고도로 발달한 세계의 식품산업은 식품첨가물의 활용에 힘입은 바 크다. 식품첨가물은 식품산업 전체의 성장과 궤를 같이 해 그 종류와 사용량이 꾸준히 증가해 왔다. 현재 전 세계적으로 사용되는 식품첨가물은 3,000여 종으로 알려져 있으며, 그 가운데 '식품첨가물에 관한 FAO/WHO 합동 전문가 위원회JECFA'로부터 안전성 평가를 받은 식품첨가물은 1,500여종에 이른다.[1)]

이렇듯 종류가 많다 보니 현대인은 일상적으로 식품첨가물 섭취를 피할 수 없게 됐다. 1차 농수산식품을 제외한 거의 모든 가공식품에 식품첨가물이 들어간다 해도 과언이 아니다. 형태에 따라 크게 화학적 합성품과 천연첨가물로 구분할 수 있으며, 기능에 따라 식품의 맛이나 색깔을 좋게 하기 위한 것, 부패와 변질을 막기 위한 것, 영양을 강화하기 위한 것 등으로 나눌 수 있다. 합성착색료, 합성감미료, 산화방지제, 합성보존료, 합성착향료, 인공조미료, 산미료, 발색제, 표백제 및 살균제 등은 식품에 첨가돼 현대인의 식탁에 늘 오르는 첨가물들이다.

이들 식품첨가물 가운데 안전성과 관련해 주요 경계의 대상이 되는 것은 화학적 합성품이다. 이는 자연계에 존재하지 않는 물질을 화학적으로 합성한 것과 각종 천연물 성분을 화학 반응을 통해 만든 것들이다. 그러나 식품첨가물의 또 다른 형태인 천연첨가물도 무조건 안전하다고만 볼 수는 없다. 왜냐하면 동·식물체의 특정 성분만을 농축해 사용한 것을 다량 섭취해도 독성이 없는지 확인되지 않은 경우가 많기 때문이다.

이에 따라 각국 정부는 식품첨가물의 안전성 확보를 위한 각종 조치들을 취하고 있다. 1일 섭취 허용량ADI과 최대 사용량을 정해 엄격히 규제하는 것 등이 그 예다. ADI란 사람이 일생동안 매일 먹더라도 건강에 아무런 나쁜 영향을 끼치지 않는 양을 말한다. 이는 동물에 대한 독성시험 결과로부터 얻은 최대무작용량NOEL에 안전계수를 곱해 사람에게 적용할 수 있는 값으로 설정된다. NOEL은 식품첨가물의 사용기준을 정하기 위한 각종 독성시험에서 유해 작용이 전혀 확인되지 않은 최대 투여량이다.

식품첨가물의 최대 사용량은 현실적으로 여러 식품에 동일한 종류의 첨가물이 들어갈 수 있으므로 통상적으로 국민영양조사에서 조사된 식품으로부터 섭취된 첨가물의 양을 산출하고 그것이 ADI보다 충분히 낮아지도록 설정하고 있다. 또 안전계수는 종간동물과 사람 차이 및 인간 내 차이유아, 청년, 노인, 대식가, 소식가를 고려해 결정하게 된다.

보건당국의 이같은 규제에도 불구하고 역사적으로 식품첨가물과 관련한 안전성 논란은 끊이지 않았다. 대표적인 예가 인공조미료 MSGMonosodium L-glutamate로 인한 중국음식점증후군Chinese Restaurant Syndrome 논란이다. 1960년대 평소 건강하던 사람이 미국의 중국음식점에서 식사를 하고 나면 곧 이상 증세를 일으키는 예가 잦아졌다. 입과 혀가 마비되는가 하면 심한 두통을 느끼고, 구토가 일며, 심장박동이 약해진다고 호소하자 학자들이 조사에 나섰다. 조사 결과를 『뉴잉글랜드 저널 오브 메디신The New England Journal of Medicine』에 발표하면서 그 증세를 중국음식점증후군이라 이름붙이고 원인으로 MSG를 지목했다. 그후 MSG에 대한 환상은 흔들렸고, 소비자들도 외면하기 시작했다.

타르색소인 황색4호와 황색5호 등은 콩팥 장애와 발암 가능성이 지적되고 있으며, 빵이나 과자를 부풀리는 데 쓰이는 탄산수소나트륨은 몸 안에 카드뮴, 납 등의 중금속을 축적시킬 수 있다. 방부제의 일종인 소르빈산 및 소르빈산칼륨과 관련해 발암 가능성과 염색체 이상 초래 등이 보고된 바 있다. 음식을 먹음직스럽게 보이려고 넣는 아질산나트륨은 고기의 단백질과 결합해 니트로조아민이란 발암물질을 생성하며 빈혈, 구토, 호흡기능 약화 등의 증상을 초래하기도 한다. 천연물을 재결정해 얻은 설탕이 과잉 섭취할 경우 당뇨병, 심장 장애 등 성인병을 일으킨다는 것은 이미 널리 알려진 사실이다.

선진국일수록 일찍이 이러한 안전성 논란을 다양하게 거치며 소비자 보호를 위한 장치를 이중, 삼중으로 철저히 마련하는 경향이다. 그러나 경제 성장에 몰두하는 개발도상국들은 기업 활동 위축과 통상마찰 등을 우려해 소비자 보호를 다소 소홀히 하는 경향이 있다. 예를 들면 허용기준치 내의 안전한 첨가물이라 하더라도 이를 장기간 섭취했을 때, 또는 두 가지 이상 중복되는 첨가물이 들어간 식품을 섭취했을 때 인체에 어떤 영향을 미치는가에 대한 정확한 조사가 돼 있지 않은 경우가 그것이다. 건강한 사람보다 병약한 사람을 보호할 수 있도록 사용기준을 강화할 필요도 있는데, 이 점도 무시되는 경우가 있다. 식품제조업자들은 그 틈을 비집고 법이 허용하는 한도에서 다양한 식품첨가물을 사용해 효과를 극대화하려 한다.

사실 현대의 식품 가공 기술 수준은 이 많은 화학물질을 얼마나 잘 응용하는가에 달려 있다. 그럴수록 소비자들은 막연한 불안감을 가질 수밖에 없다. 이렇듯 식품첨가물에 관한 시각은 식품제조업자와 소비자들 사이에 상반된 측면이 있다.

식품첨가물이 아니었더라면 선진국들이 오늘날과 같은 식품 부국富國의 지위를 누리기 힘들었을 것이다. 보존료를 이용한 식품의 대량 생산·유통과 식중독 예방, 조미료의 다양한 맛 성분 창출, 감미료의 다이어트 효과 등은 식품첨가물 사용의 긍정적인 면모들이다. 그러나 갈수록 1차 농수산물이 가공식품에 자리를 내어주고 동시 다발적인 자유무역협정FTA 추진 등으로 식품의 지역간, 국가간 수송이 증대되는 오늘날 식탁에 오르는 식품첨가물의 종류와 양이 감소하기를 기대하기란 어려운 노릇이다.

소비자들이 각종 NGO를 중심으로 1일 섭취 허용량을 초과하는 제품에 대해 불매운동을 전개하는 것은 직접적인 효과를 불러올 수 있다. 식품첨가물의 다중 노출에 의한 위해성 종합평가와 이를 토대로 한 총량 규제 실시는 각국 정부가 소비자 안전을 위해 의지를 갖고 실천해야 할 부분이다.

병원미생물의 괴력

식품의 지역 간, 국가 간 이동이 활발해지면서 오염과 변질의 기회도 증가하고 있다. 이로 인해 우려되는 것으로 식중독을 거론하지 않을 수 없다. 과거 식중독은 여름철에 집중적으로 발생하는 경향이었으나 요즘은 계절에 관계없이 나타나기도 한다. 이는 식품의 이동이 그만큼 활발해졌다는 증거다. 자국에서 생산되지 않는 계절에 외국산을 수입해 계절을 건너뛰는 효과가 나타나고 있다. 또 온실재배의 확산으로 여름에 먹던 과일과 채소를 봄이나 겨울에 당겨 먹을 수 있게 됐다. 이 같은 식품 공급 환경 변화로 식중독은 언제든지 소비자를 따라다니는 위험한 질병이 됐다.

식중독의 원인 물질로는 병원미생물pathogenic microbe과 그 미생물로 인해 생겨난 독소, 자연독 등 여러 가지가 알려져 있다. 그 가운데 오늘날 위생상 가장 문제시되며 세계 곳곳에서 대규모 식중독 사건을 초래하는 것은 병원머생물과 그로 인해 생겨난 독소다. 결국 병원미생물의 발생과 확산을 얼마나 효과적으로 차단하느냐가 식중독 예방을 위해 중요하다. 식중독을 유발하는 대표적인 병원미생물에는 살모넬라를 비롯해 캄필로박터, 리스테리아, 비브리오, 황색포도상구균, 클로스트리듐, 장관출혈성대장균, 시겔라 등이 있다.

살모넬라는 식중독을 거론할 때마다 약방의 감초처럼 따라다니는 병원미생물이다. WHO에 따르면 살모넬라증살모넬라균에 의한 식중독은 가장 잘 알려져 있고 널리 퍼진 식중독 유형이며, 전 세계적으로 매년 수백 만 명이 살모넬라증에 걸리고 그중 수천 명이 사망한다.[1] 특히 위생적으로 처리되지 않은 축산물주로 육류, 가금육, 달걀 및 우유이나 농산물을 적정 온도로 가열하지 않고 먹거나 날것으로 먹을 때 발생하기 쉽다.

미국에서는 살모넬라증이 수많은 소비자들에게 공포의 대상이 되고 있다. 2005년 미국 질병관리본부는 미국 내 주요 10개 주캘리포니아, 콜로라도, 코네티컷, 조지아, 메릴랜드, 미네소타, 뉴멕시코, 뉴욕, 오리건, 테네시에 대해 식품 유래 식중독 발생 현황을 조사한 결과 식중독을 가장 많이 일으킨 원인 균은 살모넬라균으로 인구 10만 명당 14.55명이었으며, 다음은 캄필로박터균으로 12.72명으로 나타났다고 밝혔다.

2008년만 해도 살모넬라균Salmonella Saintpaul 감염 토마토가 4월 23일 미국 뉴멕시코 주와 텍사스 주에서 처음 발견된 뒤 미국 식품의약품안전청FDA이 확산 차단 및 오염원 추적에 나섰지만 마침내 23개 주로 확산됐고, 223명이 감염됐다.[2] 이로 인해 맥도날드의 샌드위치에서 토마토가 사라지고, 타코 벨Taco Bell의 상품 가운데 신선 토마토 살사fresh tomato salsa의 생산 판매가 잠정 중단됐다. 버거킹Burger King과 웬디즈Wendy's도 이 같은 흐름에 가세했고, 월마트를 비롯한 7개 슈퍼마켓도 토마토 판매를 중단했다. 미국의 94만 5,000개 레스토랑과 토마토 생산자들이 큰 타격을 입은 것은 두말할 나위 없다.[3] 2006년에도 미국 21개 주에서 183건의 살모넬라증 사고가 보고됐으며, 미국 질병통제예방센터CDC의 조사 결과 레스토랑에서 먹은 토마토의 살모넬라균Salmonella Typhimurium이 원인이었던 것으로 밝혀졌다. 이에 앞서 1991년과 2001년에는 캔털루프cantaloupe, 멜론의 일종의 살모넬라균 오염으로[4], 1993, 2000, 2004년에는 토마토의 살모넬라균 오염으로[5)6)], 그리고 1999년과 2000년에는 오렌지 주스의 살모넬라균 오염으로[7)] 각각 크고 작은 식중독 사건들이 발생했다.

미국 외에도 경제협력개발기구OECD 회원국 중 상당수가 살모넬라증 발생으로 전전긍긍하는 상황이다. WHO 자료에 따르면 1998년 독일은 무려 97,505건, 체코공화국은 49,045건, 폴란드는 26,675건의 살모넬라 non-typhoidal 사례가 보고됐다. 2000년에 벨기에는 14,001건, 2001년 일본은 4,949건의 살모넬라 non-typhoidal 사례가 집계됐다. 이들 국가는 2010년 현재 많이 개선된 통계 수치를 갖고 있을 수 있지만, 지구촌 전체적으로는 아직 살모넬라균에 대해 긴장의 끈을 놓을 수 없는 상황이다. 미국은 정확한 데이터 수집이 불가능해 OECD의 다른 회원국들과 대비하기 힘들다.

살모넬라증은 열, 설사혈변을 동반할 수 있음, 메스꺼움, 구토, 위통 등을 초래하며, 면역 체계가 약화된 사람이나 노인, 어린이 등에게 치명적일 수 있다.[8)9)10)] 안전한 농축산물 생산 공급이 전제되지 않고는 이를 막기 어렵다. 살모넬라는 토양이나 동물의 분변에 다양하게 분포해 있으므로 과채류가 토양에 닿지 않게 재배하거나 축산물의 위생적 유통, 작업자의 손바닥 청결 유지 등의 조치가 중요하다.

캄필로박터는 닭, 돼지, 소 등의 장관腸管에 분포한다. 최근에는 가열이 불충분한 닭고기나 생닭고기에 의한 캄필로박터균 식중독이 급증하고 있다. WHO는 서구 국가에서 캄필로박터증캄필로박터균에 의한 식중독이 점차 증가하는 추세이며, 개발도상국에는 널리 퍼져 있는 것으로 판단하고 있다.[11] 따라서 캄필로박터 감염은 전 세계에 심각한 공중 보건 문제를 던져놓고 있다. 이 식중독은 복통, 설사, 구토 등을 동반하는데, 심할 경우 위장염이나 길랑바레증후군Guillain-Barre syndrome, 반응성관절염reactive arthritis 등을 초래하기도 한다. 길랑바레증후군은 신체 마비를 주요 증상으로 하는 질환인데, 미국의 경우 연간 발생하는 약 4,250건의 길랑바레증후군 중 25%정도가 캄필로박터균에 의한 것으로 추정되고 있다.[12]

선진국들의 모임인 OECD 회원국 가운데서도 캄필로박터증으로부터 자유로운 나라는 드물다. 뉴질랜드는 2001년 10,148건의 캄필로박터균 감염 사례가 보고됐다. 이는 10만 명당 271.5명으로, OECD 회원국 중 가장 높은 비율이다. 2000년 영국잉글랜드 및 웨일스은 무려 55,887건, 벨기에는 7,473건, 2001년 스웨덴은 8,577건, 덴마크 4,620건, 핀란드 3,969건, 1999년 캐나다 11,500건 등을 기록했다.

많은 연구들이 캄필로박터균 감염원으로 닭고기를 지목했으나, 닭고기만이 유일한 감염 루트는 아니다. 다른 위험 요인으로 돼지고기, 쇠고기, 원유原乳 등의 소비, 동물과의 직접적인 접촉, 물지표수 포함 등을 들 수 있다.[13] 캄필로박터균은 주로 소매 단계의 육계와 닭고기 제품을 통해 감염된다는 증거가 있다. 캄필로박터는 저장만 잘하면 증식하지 않으나 신선 닭고기에 높은 농도로 존재한다고 알려져 있다. 따라서 닭고기 생산 및 유통 과정에서의 철저한 위험 관리가 중요하다고 WHO 및 FAO 전문가들은 지적한다.[14]

한편 병원미생물 가운데 주목해야 할 것으로 장관출혈성대장균 Enterohemorrhagic E. coli : EHEC을 빼놓을 수 없다. EHEC는 심각한 식품 유래 질환을 초래할 수 있다. E. coli O157:H7는 공중보건과 관련해 가장 중요한 EHEC 항원형이다. EHEC는 처음에 날것이거나 덜 익은 저민 고기ground meat와 원유raw milk 등의 감염된 식품 섭취를 통해 인간에게 전염됐다.

공중보건학 상 이 병원미생물의 심각성은 1982년 미국에서의 발병을 통해 알려졌다. EHEC 감염은 용혈성 요독증후군HUS과 같은 치명적인 질병을 유발할 수 있다. EHEC 감염 환자의 10%까지 HUS로 발전해 이중 3~15%가 사망할 수 있다. 미국에서는 매년 수만 명이 햄버거를 먹고 E. coli O157:H7에 감염된다. 햄버거를 통한 O157:H7 감염으로 하반신이 마비된 사례도 있다.[15]

1996년 일본에서는 학교급식을 통해 공급된, 오염된 무싹이 9,451건의 감염을 초래했다. 새싹은 덜 익은 햄버거, 건조 가공한 살라미, 저온 살균하지 않은 신선 압착 애플사이다, 요구르트, 치즈 등과 함께 E. coli O157:H7 발생과 관련된 식품이다. WHO 전문가들은 씨앗에 붙어 있던 저농도의 병원균이 새싹 생산 과정에서 싹이 트는 동안 순식간에 질병을 유발하는 고농도로 바뀔 수 있다고 말한다.

리스테리아는 최근 신선 채소를 통해 확산되는 추세다. 리스테리아에 의한 장 질환을 선회병旋回病이라 한다. 이는 양배추를 비롯한 채소류와 잘 살균되지 않은 우유, 연질치즈 등의 낙농제품을 통한 발병이 확인돼 주의가 요망된다.[16] 뉴질랜드 산 수입 홍합에서 리스테리아균이 확인되기도 했다.[17] 비브리오는 전 세계적으로 바닷물고기와 조개류에 번식한다. 여름에 이 균에 오염된 해산물을 날것으로 먹으면 복통, 설사혈변을 동반할 수 있음, 구토 등을 호소하다가 심하면 팔다리가 마비되거나 죽음에 이르게 된다. 조개류가 서식하는 개펄이 많은 일본과 한국 등지에서는 매년 여름철이면 이 균에 의한 식중독으로 사망하는 환자가 발생해 수산물 시장과 활어횟집의 고객이 대폭 줄어들곤 한다.

황색포도상구균은 많은 지역과 병원의 심각한 감염과 관련 있다. 이는 병원에 내원한 환자에게서 가장 흔하게 분리하는 박테리아성 병원균이다. 항균제가 등장하기 이전에는 황색포도상구균 감염으로 인한 치사율이 거의 90%에 달했다.[18] 시겔라는 세계적으로 설사와 이질의 주요 원인인 박테리아 종류다. 시겔라로 인한 설사는 대변에 혈액과 점액이 섞여 나온다. 시겔라로 인한 적리赤痢는 선진국에서 상당히 감소했으나, 개인위생이 잘 지켜지지 않는 저개발국에서는 크게 유행하기도 한다. 2004년 아프리카 수단의 북北 다르푸르에서 4만 명의 적리 환자가 발생한 것이 대표적인 사건이다.[19] 클로스트리듐은 독소를 생산해 식중독을 일으키는 균이다. 특히 클로스트리듐 속屬의 보툴리누스균은 신경독소를 생산해 식중독을 일으키므로 즉각적인 치료가 이뤄지지 않으면 치사하기 쉽다.

클로스트리듐 속 보툴리누스균이 만드는 신경독소는 가장 강력한 독성물질로 알려져 식품을 통한 테러에 이용될 가능성도 배제하지 못한다. 미국의 경우 농식품을 통한 테러 방지를 위해 이 균에 대한 연구를 활발히 수행하고 있다.

각종 식중독을 일으키는 병원미생물을 차단하는 방법은 이미 체계화돼 있다. 농축산물의 생산 및 유통 단계에서는 농산물우수관리제GAP를, 가공 단계에서는 해썹HACCP을 실시하는 것이다.

방사선 조사 식품의 이율배반

방사선을 쬔 식품irradiated foods에 대한 안전성 논란이 수그러들지 않고 있다. FAO와 WHO 및 국제원자력기구IAEA 등은 방사선 조사照射 식품이 인체에 안전하다고 판단하고 있으나 EU 회원국과 미국의 소비자단체들은 대체로 이같은 판단에 의구심을 떨치지 못한다. 공신력 있는 국제기구들의 긍정적 견해와 소비자단체들의 부정적 견해 사이에서 각국의 국민들은 갈팡질팡하는 형국이다. 그러는 사이 식품에 대한 방사선 조사는 해를 거듭하면서 그 영역을 넓혀가는 양상이다.

방사선 조사는 농수축산물과 가공 식품의 유통 기한을 연장하고 병원성 미생물과 관련한 건강상 위해요소를 감소시키기 위해 사용하는 방법이다. FAO는 무엇보다 식량을 장기적으로 안전하게 저장할 수 있고 수확 후 농약 사용량을 크게 줄일 수 있다는 점에서, 그리고 WHO는 병원성 미생물 퇴치와 식품 매개 질환 예방 등에 효과적이라는 점에서 이 기술을 지지하고 있는 듯하다. 식품에 대한 방사선 조사의 이점은 대체로 다음과 같이 요약될 수 있다.

- 감자, 양파 및 마늘의 발아 방지
- 사멸 및 소독을 통해 곡물, 건조과일, 채소 또는 너트류 가해 해충 구제
- 채소와 과일의 숙기熟期 지연

- 육류, 가금육 및 해산물 기생 미생물 감소로 유통기한 연장 및 식품 유래 질환 예방
- 양념류 및 허브류의 미생물 감소

식품의 방사선 조사에 주로 사용되는 것은 코발트Co60, 세슘Cs137 등의 방사성 동위원소에서 나오는 감마선γ-ray이다. 이러한 방사선 조사 기술은 1896년 방사능 물질이 발견된 이후 1921년 미국에서 육류의 기생충 오염 문제를 해결하기 위해 특허를 얻으면서 처음으로 이용됐다. 그후 1930년에는 프랑스에서 식품의 장기 보관을 위해, 제2차 세계대전 기간에는 네덜란드에서 긴급 구호물자인 분유와 채소류의 안전 저장을 위해 사용됐다.

1980년 스위스 제네바에서 열린 '식품 방사선 조사에 관한 FAO/IAEA/WHO 합동 전문가 위원회JECFI' 회의에서는 방사선 식품과 관련한 중요한 기준이 마련됐다. 그것은 식품에 방사선을 쬘 경우 10kGy 이내의 평균 방사선 양은 영양학적, 독성학적으로 안전하다는 내용이었다. 그후 이는 세계 각국에서 방사선 조사 식품에 관한 주요 기준으로 채택되어 오늘에 이르고 있다.

한편, FAO와 IAEA 등이 지원하는 '식품 방사선 조사에 관한 국제자문그룹ICGFI'은 1999년 식품 방사선 조사에 관한 중요한 사실들[1]을 발표했는데, 그 내용은 다음과 같다.

- 방사선 조사는 식품에 방사능이 잔류하게 하지 않는다. 태양 에너지

를 받은 과일이 햇빛을 내보내지 않는 것처럼 방사선 조사도 방사능을 유발하지 않는다.

- 독성학적으로 10kGy 이상의 방사선을 쬐도 사람 건강에 부정적 결과를 미치는 식품 성분 변화가 초래되지 않는다.
- 방사선 조사 식품 섭취는 비정상적 염색체 생성의 원인이 되지 않는다.
- 실험동물을 대상으로 한 사료 급여 시험 외에도 사람을 대상으로 많은 방사선 조사 식품 섭취 연구들이 수행됐는데, 결과들이 훌륭했다.
- 방사선 조사 식품에서 방사능 생성물질 형성 같은 화학적 변화는 해롭지 않다.
- 방사선 조사 과정에서 발생하는 유리기遊離基, free radicals는 식품 안전에 영향을 미치지 않는다.
- 식품에 대한 방사선 조사는 보툴리누스 중독botulism 위험을 증가시키지 않는다.

전 세계의 수많은 시험연구를 토대로 도출한 이 같은 결론은 식품 보존처리법의 하나로서 식품 방사선 조사 기술의 정당성을 끌어내는 데 크게 기여했다. 이러한 ICGFI의 결론은 1997년 『FAO/IAEA/WHO 합동 스터디 그룹 보고서』[2]의 결론과도 궤를 같이한다. 이 보고서는 40여 년간 출간된 500여 건의 문헌을 바탕으로 정리한 것인데, 요약하자면 '어떠한 양의 방사선 조사도 식품의 안전성을 저해하지 않으며 영양학적으로도 문제되지 않는다'는 내용이다. 보고서 작성 전문가들이 식품에 대한 방사선 조사에서 '굳이 그 양에 제한을 둘 필요가 없다'고 결론내린 점을 주목할 필요가 있다. 이는 안전을 위해 방사선 조사량을 10kGy 이내로 할 것을 요구한 1980년 JECFI의 기준을 무색케 한 결론이다.

이와 같은 결론에 대해 소비자단체를 중심으로 한 전 세계 비정부기구NGO들의 저항이 만만치 않았다. 그들은 WHO가 방사선 조사 식품의 안전성 연구와 관련해 인간의 건강이 아니라 핵 산업 보호를 목적으로 하는 IAEA에 절대적인 권한을 줬다는 점을 지적했다. IAEA는 WHO와 함께 세계 전 지역에서 방사선 조사 식품을 합법화하고 상업화하며 이에 대한 소비자의 인정을 받아내기 위한 노력을 주도해 왔다.

전 세계 소비자들이 방사선 조사 식품에 대해 찬성하기를 기대하는 것은 사실상 무리다. 왜냐하면 방사선을 조사한다고 해서 식품의 맛과 영양이 개선되거나 값이 낮아지는 것도 아니며, 소비자들로서는 안전성에 대한 부담만 안게 되기 때문이다. 방사선 조사 식품은 소비자보다는 수출국이나 다국적기업들의 이익을 위한 것이라는 의견이 NGO들 간에 팽배해 있다. 미국의 대표적 소비자단체인 '퍼블릭 시티즌Public Citizen'과 환경운동단체인 '그레이스GRACE'가 2000년대 들어와 잇달아 펴낸 보고서들[3)4)]을 보면 방사선 조사 식품에 대한 소비자들의 따가운 시선을 충분히 읽을 수 있다. 보고서 내용은 다음과 같다.

- 1983년 이래 식품의약국FDA 관리들은, 방사선 조사 식품의 섭취가 법적으로 허용되기 전에는 지켜졌던 연방정부의 규제와 식품의약국의 자체 실험 프로토콜protocols을 고의로, 그리고 조직적으로 무시했다.
- 1986년 이래 FDA 관리들은 FDA의 전문 과학자들이 "결함 있다"는 이유로 제쳐놓은 80여 종의 과학적 연구를 토대로 하여 몇 가지 주요 식품의 방사선 조사를 합법화했다.
- FDA 관리들이 1986년에 최초로 식품 방사선 조사에 관한 주요 승인을 정당화하기 위해 참고했던 일곱 가지의 주요 과학적 연구들 중 어느 것 하나도 현대적 기준에 부합하지 않는다.
- FDA 관리들은 방사선 조사 식품이 독성을 지닐 수 있고 유전적 손상을 초래할 수도 있음을 암시하는 증거들을 조직적으로 무시했다. 이러한 증거 중 상당 부분은 정부 지원 연구 기금을 토대로 빠르세는 1968년부터 연구해 FDA와 의회에 제출된 논문들을 토대로 한 것이다.
- WHO는 방사선 조사 식품이 사람이 섭취하기에 안전하지 않을 수 있음을 암시하는 증거들을 무시하거나 잘못 전달하는 역할을 해왔다. WHO는 IAEA 및 FAO와 함께 방사선 조사 식품을 급여한 동물들에서 건강상 문제가 초래된 실험을 수행 한 뒤, 방사선 조사가 원인이라고 할 수 있는 건강상 문제는 없었다고 해명했다. 게다가 이런 연구는 주요 보고에서 즉각 빠졌다.
- WHO는 방사선 조사 식품에 형성되는 독특한 화학 부산물인

cyclobutanones이 쥐의 암 형성 과정을 촉진하고 종양과 장애를 진전시키며, 쥐와 인간 세포의 유전적 손상을 초래한다는 최근의 증거를 은폐하는 역할을 했다.

이와 같은 비판적 시각에도 불구하고 식품에 대한 방사선 조사를 허용하는 국가는 계속 늘어 2008년 현재 50개국에 달한다. 이들 국가는 식품에 대한 방사선 조사가 독성학적, 유전학적, 영양학적으로 안전성이 확보된 기술이며, 식중독 등 식품 관련 질환 예방에 가장 효과적이라는 IAEA/WHO의 주장을 그대로 받아들이는 입장이다. 농산물의 수확 후 저장 및 유통 과정에서 부패하거나 싹트는 양을 대폭 줄여 지구촌 식량 부족 문제 해결에 도움을 줄 수 있다는 FAO의 견해도 각국 정부의 공감을 얻고 있다. 심지어 미국은 가장 안전한 식품이 공급돼야 하는 학교급식에도 방사선 조사 쇠고기를 사용할 수 있게 하고 있다.

그러나 미국 정부의 권장과 달리 실제 학교급식에서 방사선 조사 쇠고기가 배척받는 현실은 또 다른 고려 사항이 되고 있다. 햇빛 받고 자란 과일이 햇빛을 방출하지 않는 것처럼 방사선 쬔 식품도 방사선을 유발하지 않는다는 식의 설명으로는 똑똑한 소비자들을 설득하기 어렵다. 방사선 조사 식품이 자연계의 질서를 어지럽히지 않는다는 데 대해 보다 충분한 설명이 뒤따르지 않는 한 소비자들의 불신은 쉽게 가라앉지 않을 것 같다.

중금속 오염을 줄여라

한편, 농식품의 중금속 오염 문제도 식탁의 안전성 확보를 위해 항상 경계하지 않으면 안된다. 중금속은 수은, 납, 구리, 망간, 셀레늄, 게르마늄, 주석, 아연, 카드뮴, 니켈, 코발트 등으로, 주기율표상의 아래쪽에 주로 위치하고 있는 비중 4 이상의 무거운 금속원소들이다.

이들이 환경에 배출되면 생물권을 순환하면서 먹이연쇄를 따라 종종 사람에까지 이동해 온다. 중금속은 적은 양이라도 몸 안에 축적되면 잘 배설되지 않고 몸 속 단백질에 쌓여 장기간에 걸쳐 부작용을 일으키므로 위험하다. 이름 하여 '중금속 중독'이다. 이에는 급성과 만성 두 가지가 있는데, 급성중독은 즉사하거나 병원 치료로 치유되기도 한다. 만성중독은 서서히 진행되며 확실한 지료 방법이 없어 이윽고 사망하거나 다음 세대에 기형을 초래하기도 한다.

중금속 가운데 수은은 주로 대기 오염 물질의 형태로 바람에 의해 대기 중에 방출된 뒤 광범위하게 이동한다. 이는 농산물이나 해산물을 통해 일단 몸 안에 들어가면 빠져나가지 않고 계속 누적되는 특징이 있다. 독성은 무기수은에 비해 메틸수은 같은 유기수은이 훨씬 강하다. 메틸수은은 거의 완전하게 체내에 흡수된다. 몸 안에 축적된 수은의 양이 30ppm을 넘으면 수은 중독 현상을 일으키게 된다.[1] 수은중독 증상은 소뇌의 기능 마비, 운동 혹은 언어 장애, 난청 등으로 나타나며 심할 경우 사지가 마비돼 죽음에까지 이르게 한다.

1950년대 일본 남단 구마모토현 미나마타만에서 대규모 수은중독이 발생해 미나마타병을 일으킨 것은 세계적으로 유명한 사건이다. 이는 유기수은인 메틸수은에 오염된 어패류를 잡아먹은 것이 원인이다. 아주 적은 양이지만 어패류를 거쳐 체내에 축적돼 있다가 사람에게 피해를 준 것이다. 전형적 증상은 지각, 운동, 언어, 청력 및 보행 장애와 가벼운 정신 장애를 일으키며 손발이 마비되고 안으로 휘어 들어가는 증세를 보였으며, 심한 경우 중추신경마비로 사망하기도 했다. 발병자 가운데 46명이 사망한 사건이다.

이와 유사한 사건은 공업화가 진전돼 수은 오염이 우려되는 해안가 주민들에게 언제든지 발생할 수 있다. 이런 지역의 경우 생선을 너무 자주 식탁에 올리는 것은 위험하다. 공업화한 해변도시에서 태어나 어린 시절부터 생선을 즐겨먹고 성인이 돼서도 생선요리를 좋아하는 사람은 그렇지 않은 내륙 지역 사람에 비해 체내 수은 축적량이 높을 수 있다.

식품에 함유된 수은은 불임과 태아의 수은 중독을 유발할 수도 있다고 한다. 이에 따라 미국이나 영국에서는 임신부들에게 수은 함량이 높은 참치 등의 식품을 제한적으로 섭취하도록 권고하고 있다. 영국 식품기준청FSA은 임신부나 임신 예정인 사람들, 그리고 모유 수유 계획인 여성들에게 수은 함량이 높은 상어, 황새치, 청새치 등의 섭취를 되도록이면 피하라고 권하고 있다.[2)]

카드뮴은 음식물 섭취로 몸 안에 들어오거나 호흡을 통해 폐로 쉽게 흡수된다. 농작물은 토양으로부터 카드뮴을 흡수하고, 어류는 물 속에 있는 카드뮴을 섭취하기 때문에 이들을 음식으로 먹을 때 인간은 카드뮴에 중독된다. 화석연료를 연소시키거나 쓰레기를 소각할 경우 상당량의 카드뮴이 환경에 배출되는데, 이를 공기와 함께 흡입함으로써 카드뮴에 오염되기도 한다.

카드뮴 중독의 초기 증상은 뚜렷하지 않으며 간혹 오한, 두통, 구토, 설사 등이 나타나 감기몸살 등으로 오인할 수 있다. 카드뮴에 장기간 노출됐을 때 가장 먼저 이상이 나타나는 기관은 콩팥으로 소변에서 요단백이 검출된다. 만성중독의 경우 골연화증, 골조송증, 특발성 골절 등의 뼈 병변이 나타나기도 한다.[3]

카드뮴 중독 사례로 대표적인 것은 이타이이타이병이다. "이타이, 이타이"는 "아프다, 아프다"란 일본말이다. 1910년대 후반부터 일본 토야마현 주민들이 허리, 팔, 다리의 뼈마디가 아프다며 병원을 찾기 시작했다. 반세기 동안 원인을 알지 못하다가 1968년 일본 정부는 드디어 '카드뮴에 의해 뼛속 칼슘 성분이 녹아 신장장애와 골연화증이 일어난 것'이라고 공식 발표했다. 당시 이 질환으로 인한 사망자는 81명에 이르렀다.

또 비소는 급속 중독시 심한 구토와 설사를 동반하거나 혈관호흡중추가 마비되기도 한다. 영양장애, 신경염, 흑피종 등이 유발되는 경우도 있으며, 심장장애 등의 쇼크 증상이 나타나 사망에 이르기도 한다. 1955년 일본에서는 비소에 오염된 우유를 마신 어린이들이 집단적으로 중독 증세를 보인 사건이 발생했다. 발병한 어린이들은 모두 한 유업체의 우유공장에서 만든 우유를 마셨음이 밝혀져 이 공장의 우유 제품을 조사한 결과 비소가 들어 있는 것이 확인됐다. 이 사건은 당시 1만2,131명의 환자를 발생시켜 그중 130명을 사망케 했다. 1990년과 1991년 영국에서는 6,000명이 비소에 중독되고 그 가운데 70여 명이 사망한 사건도 발생했다.

납은 초기 중독 증상으로 식욕부진, 변비, 복부 팽만감 등이 나타나며, 더 진행되면 급성복통이 초래되기도 한다. 얼굴이 납빛으로 창백해지고, 잇몸에 납빛 줄이 생기며, 손과 팔에 마비가 오고, 관절통, 근육통 등 근육장애도 나타난다. 납 중독의 심각한 유형은 중추신경계 장애다. 이 경우 회복은 거의 불가능하며 심한 흥분과 정신착란, 경련, 발작 등을 동반하다가 사망에 이르기도 한다. 혈액 속의 납은 뼛속에 들어가 평생 동안 축적되는 무서운 특징이 있다.

중세 시대에는 수도관이 납으로 만들어져 이로 인해 오염된 물, 납 용기로 양조된 와인, 납 그릇 등을 통해 중독이 발생한 경우가 많았다고 한다. 오늘날도 납 성분은 각종 식품으로 이행돼 종종 인간의 중독을 일으키곤 한다.

셀레늄과 게르마늄은 농민들이 영농자재로 사용하기도 하는 물질이다. 셀레늄은 적정량을 섭취해야 건강을 유지할 수 있는 무기물이지만, 과잉 섭취할 경우 중독의 위험성이 있다. 증상은 위장관장애, 탈모, 손톱의 흰 반점, 가벼운 신경손상 등이다. 셀레늄은 대개 동물의 장기, 어패류, 근육이 많은 육류, 곡물, 낙농품, 채소 및 과일 등에 들어 있다.

요즘은 셀레늄이 건강에 좋다는 이유로 이를 농사에 활용하는 이들이 적지 않다. 적은 양의 셀레늄을 토양에 살포해 농작물을 재배하는 것은 별달리 문제되지 않는다. 그러나 버섯이나 딸기의 재배 과정, 특히 수확 전에 셀레늄을 물에 섞어 분무하거나 참외 등의 과채류에 셀레늄 섞은 물 비료를 점적관수할 경우 셀레늄이 고농도로 농산물에 잔류할 가능성이 높아 매우 위험하다. 그럼에도 불구하고 일부 농업인들은 자신의 상업적 목적 달성을 위해 이 같은 위험한 행위를 마다하지 않는다. 게르마늄 역시 과잉 섭취할 경우 독성을 보이는데도 약리 효과를 가진다는 보고로 인해 기능성 농산물 생산 자재로 무분별하게 널리 쓰이는 실정이다.

각종 중금속 중독을 막기 위해 코덱스Codex와 각국의 정부는 농산물의 중금속 허용기준이나 식품 중의 잔류허용기준 등을 설정해 이를 지키도록 하고 있다. 한국의 농산물 중 납과 카드뮴 허용 기준은 〈표8〉과 같다. 그러나 이 같은 기준이 시장에 유통되는 수많은 농식품에 적용돼 전 국민의 중금속 중독을 완벽히 예방하기란 사실상 불가능에 가깝다.

더욱이 세계화 추세 속에 수입 농산물이 재래시장과 대형마트에 넘쳐나면서 중금속 오염 문제를 온전히 해결하기란 더더욱 어려운 시대로 접어들었다. 쉬운 예로 납과 카드뮴이 종종 허용기준치를 초과해 말썽을 빚는 중국산 한약재[4)5)]는 중금속과의 전쟁이 결코 쉽지 않음을 단적으로 보여준다.

¤ 한국 농산물의 중금속 허용 기준 (2006년, 단위 mg/kg 이하)

농산물		납	카드뮴
곡류	쌀(현미 제외)	0.2	0.2
	옥수수	0.2	0.1
두류	대두/팥	0.2	0.1
서류	고구마/감자	0.1	0.1
채소류	배추/시금치	0.3	0.2
	파	0.1	0.05
	무	0.1	0.1

자료:농식품 유해물질 편람 (농림수산식품부, 2009년) 〈표8〉

식탁을 엎어라 • PART4

순리를 거스르는 현대 농수산업

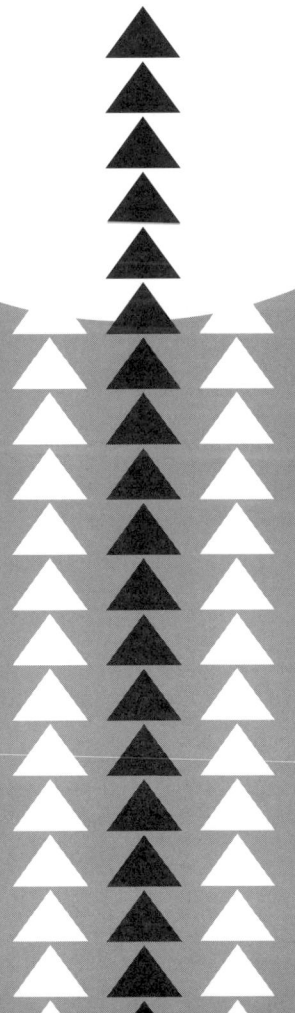

현대 농수산업의 양태가 종종 정상 범위를 벗어나고 있다. 대표적인 경우가 농약과 항생제, 염산 등의 오용 및 남용이다. 각종 병충해에 대응해 생산성을 최대한 끌어올리기 위해서는 농약과 항생제 사용이 불가피하지만, 문제는 이를 잘못 사용하거나 남용하는 데 있다. 이는 결국 안전한 농수산식품 이용의 걸림돌로 작용한다.

게다가 좁은 농경지에서 최대한 많은 양의 농수산물을 거두기 위해 화학비료와 항생제 섞인 가축분뇨를 과다 투입하거나 논밭의 영양분을 지나치게 수탈해 땅심이 쇠퇴하는 등의 문제가 야기되기도 한다.

뿐만 아니라 과일이나 채소의 외형을 단시간에 키우기 위해 잡아 늘리거나 비트는 것과 유사한 농업기술이 심심찮게 적용된다. 이런 과정을 거쳐 생산된 결과물을 섭취하는 인간은 어찌되는 것인가. 근원적인 질문을 던지지 않을 수 없다.

농약은 왜 쓰는가

농약은 병해충 및 잡초 방제에 효율적이지만 독성을 지녀 항상 논란의 대상이 돼 왔다. 벌과 나비가 날지 않는 현실을 비판한 『침묵의 봄Silent Spring』[1]은 지난 50년간 농약의 위험성을 고발한 대표적 고전이다. 많은 사람들이 이 책 덕분에 무분별한 살충제의 사용이 인간을 비롯한 생물에 얼마나 치명적인 결과를 가져다주는가를 깨닫고 반성했다.

그럼에도 불구하고 '침묵의 봄'은 계속되고 있다. 오늘날은 벌과 나비뿐 아니라 건강한 생태계를 유지하며 농작물과 공존하던 메뚜기, 거미, 미꾸라지, 우렁이, 제비 등도 논밭에서 대부분 사라졌다.

농약업계는 1970년대 이후 독성에 대한 우려의 시선을 반영해 인간은 물론이고 자연 생태계의 새, 꿀벌, 천적곤충, 물고기 및 수중水中 생물에 미치는 영향까지도 세밀히 점검해 안전한 농약이 개발되도록 노력하고 있다.

다시 말해 농약은 첫째, 사람에 대한 안전성을 최우선으로 하여 개발해 왔다. 이를 위해 농산물을 장기간 섭취하는 소비자에게 일어날 수 있는 위해危害 가능성 예방에 초점을 맞춰 왔다. 그 일환으로 나라마다 농약 안전사용기준과 농산물에의 농약 잔류허용기준을 설정해 지키도록 하고 있다.

둘째, 농약은 환경에 대해 안전해야 한다. 이를 위해 물고기와 새 등 각종 생물에 대한 안전성을 평가해 그에 대한 조치를 취하고 있으며 토양, 수질 및 대기 오염성이 높은 농약은 등록을 제한해 왔다. 특히 경제협력개발기구OECD 회원국들은 국제적으로 공신력을 인정받는 GLPGood Laboratory Practices를 획득한 기관에서 인정한 시험 성적을 요구하므로 신규 농약에 대한 안전성 평가가 매우 엄격하다.

그럼에도 불구하고 현실의 상황은 결코 녹록치 않다. 식품의 안전성에 의문을 갖게 만든 농약 관련 사건들이 수십 년간 꼬리를 물고 발생했다. 대표적인 것이 농식품에의 농약 잔류허용기준 초과와 관련한 사건들이다. 백화점과 도매시장, 대형할인점 등에서 거래되는 농산물 가운데 농약 잔류허용기준 초과 농산물들이 종종 발견된다. 심지어 잔류허용기준치를 수십 배에서 수백 배까지 초과한 농산물들도 적발된다.[2)3)] 이는 물건을 자르는 데 사용해야 할 칼로 살인을 하는 행위와 다름없는 사회 병리 현상이다.

돌이켜보면 식품에 잔류해 말썽을 빚은 농약들에 대해 제조, 판매가 금지된 예가 적지 않다. 일본에서는 1953년경부터 벼의 도열병 방제를 위해 페닐수은 등의 유기수은제가 널리 사용됐다. 그런데 벼에 살포된 수은의 일부가 현미에 잔류한다는 사실이 알려지면서 수은제는 벼농사용은 1968년, 다른 용도로의 사용은 1970년 이후 금지됐다.[4)]

살충제인 BHC에 의한 우유 오염도 큰 사건이었다. BHC는 식품과 환경을 오염시키고 야생동물에 피해를 주는 것으로 밝혀지면서 1965년경부터 전 세계적으로 문제가 됐다. 일본에서는 BHC가 주로 벼멸구 등의 방제에 사용됐으나 살포된 BHC가 볏짚에 오랜 기간 잔류해, 이를 사료로 먹인 젖소의 체내를 거쳐 우유에까지 이행한다는 사실이 명백해졌다. 그래서 BHC는 1971년 이후 제조, 판매가 금지됐다.[5] 역시 살충제로 널리 사용됐던 DDT도 BHC와 비슷한 시기에 전 세계적으로 사용이 금지됐다. DDT와 BHC는 목초를 오염시켜 쇠고기, 버터, 치즈에서까지 검출되는 부작용을 초래했다. 또 이들 농약이 잔류한 사료를 먹은 닭고기에서도 이들 농약이 검출됐고, 굽거나 튀긴 고기에서도 발견되었음이 보고됐다.[6]

농약과 관련한 크고 작은 사건, 사고는 이외에도 끊임없이 세계 각국의 뉴스 지면을 장식해 왔다. 유기수은제인 폴리염화비페닐 PCB이 식용유를 통해 체내에 들어가 일본 소비자 913명에게 안질, 손톱 발톱의 색채 변화, 피부 발진, 구토, 마비, 관절통 등을 일으킨 것은 유명한 사건이다.[7] 미국 캘리포니아 산 레몬에서 발암 가능성이 높고 임산부의 경우 기형아 출산의 우려가 있는 TBZ와 OPP가 검출된 사건[8], 호주산 밀에서 역시 발암, 기형아 출산, 신경마비 등의 원인이 되는 티오파네이트메틸이 기준치의 16배나 검출된 사건[9], 중국과 터키산 고추와 당근에서 고독성 농약 EPN이 기준치 이상 높게 검출된 사건[10] 등 셀 수 없이 많다.

이밖에 독성이 강한 저장 감자의 발아 억제용 클로르프로팜CIPC이 검출된 미국산 냉동감자[11], 맹독성 농약 디엘드린이 검출된 중국산 마른 당근[12] 등 수많은 농산물에서 인체에 위해한 농약이 발견돼 소비자들을 불안케 해 왔다. 이러한 불안감은 농식품의 안전성을 강화하기 위한 특단의 대책이 마련되지 않는 한 쉽게 가라앉지 않을 것으로 보인다.

농약 제조 회사와 관련 기관에서는 생산자들이 농약 안전사용기준과 잔류허용기준을 지키지 않는 데서 문제가 출발한다고 주장한다. 이는 사람들이 칼을 흉기로 사용하지 않고 물건을 자르는 데만 쓰면 되지 않느냐는 말과 같아 충분한 설명이 되지 못한다. 생산자들이 농약을 기준치 이상 살포하거나 사용금지 농약을 사용하는 것은, 윤리에 벗어나더라고 돈을 더 벌어야겠다는 과욕 때문이다. 통상적으로 농업인들의 경제적, 사회적 지위가 열악한 나라일수록 농업인들의 이 같은 비도덕적 행위를 단속하기가 쉽지 않다.

염산, 바다의 농약

육지의 농약에 비견될 수 있는 것이 바다의 염산이다. 농약이 농작물의 병해충 방제를 위해 사용한다면 염산은 해조류인 김의 병해 예방 등에 쓴다. 전자가 각국 정부의 과학적 통제를 받는 화학물질이라면 후자는 그렇지 못한 측면이 많다.

어민들은 염산에 대한 미련을 떨치지 못한다. 염산 사용 여부에 따라 김 생산량에 큰 차이가 나기 때문이다. 염산에는 무기산과 폐염산, 유기산 등이 있는데 무기산을 사용할 경우 사용하지 않은 경우에 비해 김 생산량이 3~4배 증가한다.[1]

김은 일본, 한국, 중국 등 동아시아 지역 사람들의 주요 식품이다. 서구에서는 김을 잘 모르지만 동아시아 사람들은 주식인 밥을 김으로 돌돌 말아 썬 소위 '김밥'을 즐겨먹는다. 서양인들이 좋아하는 햄버거나 피자만큼이나 동아시아 사람들이 즐기는 식품이다. 김은 미역, 다시마 등과 함께 식탁에 자주 오르는 해조류다. 서양에서는 해초로 인식해 멀리하지만 동아시아에서는 단백질, 칼슘과 천연 미네랄 등의 보고로 인식하고 있다.

김 양식은 1,400년대에 시작된 것으로 보고되고 있으며, 1970년대 이후 동아시아 인구의 지속적 증가와 소득 증대에 따른 수요 확대로 생산량이 30년간 30배 이상 급신장했다.[2] 그렇다보니 연작連作 및 밀식密植으로 인한 질병 발생과 양식장 노후화 문제가 초래됐다. 무엇보다 밀식으로 인한 양식장 환경 악화는 파래와 같은 부착 생물의 양을 크게 증가시켰다. 김 양식장에서 파래 등 부착 생물은 농작물의 잡초와 같은 존재로 여겨진다. 부착 생물과 병해를 얼마나 유효하게 몰아내느냐에 따라 김 생산량이 달라진다. 이를 몰아내는 데 쓰는 것이 '바다의 농약'으로 불리는 염산이다.

염산 가운데 김 양식장에서 주로 사용하는 것은 무기산인데, 일본과 한국은 이의 사용을 법으로 엄격히 규제하고 있다. 바다와 갯벌 등 해양 생태계의 건강성을 저해하기 때문이다. 무기산은 자체의 맹독성으로 인해 피부 손상이나 실명 등 인명 사고 초래 가능성도 상존한다. 무기산을 사용하면 해양오염법 위반으로 국제 사회에서 문제가 될 수도 있다.

그럼에도 불구하고 이를 사용하는 어민과 단속 경찰관 사이에 숨바꼭질이 그치지 않는다. 심지어 무기산보다 심각한 폐염산을 사용하는 경우도 있다. 이럴 경우 폐염산에 포함돼 있던 금속이온 등 중금속이 김에 옮겨 붙어 이를 섭취하는 소비자들의 건강에 적신호가 켜질 수 있다.

그나마 해당국 정부들이 권장하는 것은 유기산이다. 그러나 유기산은 가격이 무기산보다 두 배 정도 비싸고 효능이 떨어지며 살포에 따른 인건비가 높은 단점이 있다. 이래저래 무기산이나 폐염산을 쓸 수밖에 없는 이유다. 문제는 이로 인해 김에 대한 소비자 불신의 벽이 높다는 점이다. 그래서 소비자들은 농산물 가운데 유기농산물을 찾듯 별도로 무산無酸 김을 찾기도 한다. 가격이 비싼 것은 어쩔 수 없다.

염산은 농업에서의 농약처럼 어민들이 김 생산량 감소 위험을 최소화할 수 있는 일종의 보험 생산 요소insurance production inputs다. 무기산의 사용이 광범위하고 집약적으로 이뤄질 경우 김 생산량은 증가할 수 있으나 해양 환경 파괴를 피할 수 없다. 해당국 정부의 염산 정책 딜레마가 여기 있다.[3] 무기산, 특히 폐염산 사용을 막아 해양 생태계를 보호하고 김을 지속적으로 생산하는 등 두 마리 토끼를 잡기란 어려운 노릇이다.

동물을 기르는 데 항생제가 쓰인다

해조류海藻類에서 경계의 대상이 염산이고, 농작물에서 경계의 대상이 농약이라면 축산 및 물고기 양식업에서 주의해야 할 것은 항생제다.

인류가 지금처럼 육류와 물고기를 식탁에 충분히 올릴 수 있었던 시기는 역사상 일찍이 없었다. 이는 집약적 축수산업의 기술 진보에 힘입은 바 크다. 그런 점에서 수의학 및 어병魚病 관련 기술의 발전이 인간의 식량 증산에 끼친 영향은 어마어마하다.

동물용 의약품들은 가축과 물고기 및 조개류의 질병 치료와 예방에 지대한 공헌을 했다. 그러다 보니 이들 의약품의 사용량이 대단하다. 동물용 의약품의 대부분을 차지하는 항생제를 기준으로 할 때 주요 국가별 연간2004년 동물용 항생제 판매량은 대략 미국 9,097t, 프랑스 1,391t, 한국 1,368t, 일본 1,059t, 영국 459t, 호주 199t, 덴마크 112t, 뉴질랜드, 80t, 스웨덴 16t, 노르웨이 7t 등이다. 주요 국가별 육류 생산량에서는 미국이 수위首位를 달리고 있고, 다음은 가축 종류에 따라 차이 나지만 프랑스, 호주, 일본 등이 우월한 수치를 나타낸다.

눈에 띄는 점은 프랑스를 제외한 EU 회원국과 오세아니아 국가들의 경우 대체로 육류 생산량에 비해 항생제 판매량이 적은 반면, EU·오세아니아를 제외한 국가들 중 상당수는 그와 반대란 사실이다.

EU의 항생제 사용량이 적은 것은 회원국들과 유럽위원회EC의 끊임없는 노력 덕분이다. EU 전체의 획기적인 조치는 EC를 통해 단행됐다. EC는 2006년 1월 1일부터 사료에 포함된, 성장촉진제로서의 항생제antibiotics as growth promoters 사용을 전면적으로 불허한다고 발표했다. 이로써 가축을 살찌우는 데 도움 되는 사료첨가제feed additives로서 마지막까지 남아 있던 4종류의 항생제에 대해서도 이날부터 판매가 금지됐다.[1] 이는 치료 이외의 목적으로 사용돼온 항생제를 추방하기 위한 최종 단계의 조치로 평가됐다. EC의 이런 조치는 항생제의 오남용으로 항생제에 저항성 있는 박테리아와 기타 미생물의 출현을 사전에 차단하기 위한 전략의 일환으로 보인다.

그러나 EU 이외 국가들의 항생제 사용량은 우려할만한 수준이다. 축산 선진국이면서 세계에서 가장 많은 항생세를 사용하는 미국은 미국산 축산물을 수입하는 국가의 비정부기구NGO들로부터 안전 축산물 생산을 소홀히 한다는 지적을 받고 있다. OECD 회원국이면서 항생제 사용량이 많은 한국은 선진국의 대응을 부지런히 뒤쫓는 상황이다.

개발도상국들 가운데 국민소득이 중간 또는 상위 수준인 일부 국가들은 동물약품의 사용을 통제할 수 있는 시스템을 그런대로 갖추고 있지만, 다른 많은 국가들은 그렇지 못하다. 항생제는 특히 개발도상국에서 널리 사용되는데, 이는 이들 국가의 많은 지역에서 부분적으로 전염병 발병률이 높기 때문이다.[2][3] 선진국에서는 사용하지 않는 것으로 보이는 trypanocides 같은 동물약품들이 아프리카 사하라사막 남부 특정 지역에서 광범위하게 쓰이고 있다.[4] 농민들이 항생제 유혹을 떨치지 못하는 이유는 가축이 폐사했을 때 경제적 손실이 적지 않기 때문이다. 특히 소규모 농가에는 치명적인 경제적 부담이 된다.

최근 육류, 특히 가금육과 낙농 제품의 소비가 증가하는 추세다. 개발도상국의 1인당 축산물 소비량은 2030년에 44%까지 증가할 것으로 보인다.[5] 이 같은 수요에 부응하기 위해 도시 근교에서 전통적 축산 대신 기업에 의한, 집약적 혹은 반 집약적 공장형 축산이 발달해 왔다. 항생제나 성장 촉진 호르몬 같은 화합물compounds의 사용량이 계속 증가할 수밖에 없는 이유다.

수산 양식업 역시 세계적으로 빠른 성장세를 나타내 왔다. 세계 양식업 생산량의 절반 정도는 개발도상국들이 차지한다. 아시아의 경우 1999년에 세계 생산량의 89% 정도를 공급했다.[6] 아시아와 라틴 아메리카 산産 양식 수산물aquaculture products의 항생제 잔류로 인한 오염은 최근 국제 무역 분쟁들을 야기해, 수출국에 많은 손실을 끼치기도 했다.

대표적인 예로 양식 수산물과 관련한 미국과 중국의 분쟁[7]을 들 수 있다. 2007년 미국이 중국으로부터 수입한 해산물은 19억 달러 정도로, 미국 전체 해산물 수입량의 22% 정도에 달한다. 이중 60%가 항생제 잔류 등의 이유로 수입 저지됐다. 개중에는 미국의 전체 뱀장어 수입량 중 70%를 차지하는 중국산 뱀장어도 포함돼 있었다. 2002년에는 EU가 양식 어류를 포함한 동물 관련 제품의 수입을 막는 바람에 중국이 3억 2,770만 유로 어치를 수출하지 못하는 사건도 발생했다.[8)]

항생제 잔류의 위험성은 그로 인한 국제 분쟁보다 항생제 내성 박테리아나 미생물의 출현에서 찾아져야 할 것으로 보인다. Shiga toxin Stx 생산 대장균 STEX나 verocytotoxin 대장균 E. coli O157 등은 설사나 장염, 용혈성 요독증HUS 등을 일으켜 때로 죽음에까지 이르게 하는 미생물들이다. STEX의 경우 100종이 넘는 혈청형이 있으며, 세계적으로는 O157 계통이 가장 빈번히 발생해 건강상 많은 문제를 일으켜 왔다. O157 대장균 퇴치를 위해 다양한 항생제가 개발돼 이용되고 있지만, 이들을 투여하면 오히려 질병이 더욱 악화돼 심각한 문제를 초래하기도 한다.[9)]

이쯤에서 인간은 강력한 항생제에도 죽지 않는 슈퍼 박테리아의 출현에 대해 불안감을 느끼게 된다. 실제 슈퍼 박테리아는 1961년 영국에서 MRSA메티실린 저항성 황색포도상구균이란 이름으로 처음 보고됐고, 1996년 일본에서는 VRSA반코마이신 저항성 황색포도상구균이란 이름으로 보고된 바 있다.[10)]

지난 2002년에 한 US review는 항생제가 인간과 생태계에 미치는 영향에 대해 강조하면서 내성 있는 박테리아가 그렇지 못한 박테리아에 비해 훨씬 더 빠른 속도로 증식할 것이라고 경고했다.[11)] 그러한 우려가 이미 현실화해 인간을 괴롭히고 있다.

현대 농업의 잘못된 모습

항생제나 농약 사용의 부작용은 인간의 과욕 탓이다. 지나친 욕심으로 곳곳에서 화禍의 징후가 포착되고 있는데도, 생산량을 늘리기 위한 인간의 욕망은 수그러들 줄 모른다. 그런 욕망 앞에서는 기본적으로 불특정 다수의 소비자에 대해 지켜야 할 도덕성마저 종종 실종된다. 이러한 도덕성 실종 사례는 법과 제도가 미비한 틈을 타고 출현한다. 때론 과학농법이란 미명하에 자연의 질서에 완전히 반하는 기술이 적용되기도 한다.

깻잎을 예로 들 수 있다. 깻잎은 들깨의 잎이다. 들깨는 일반적으로 종자를 수확해 기름을 짠 뒤 이를 식용유로 사용하기 위해 재배하는 작물이다. 동아시아 국가들의 국민들 가운데는 이러한 식용유와 더불어 깻잎을 향채소herb로 이용하는 사람들이 많다. 언젠가 한국을 방문한 미국 영화배우 니콜라스 케이지Nicolas Cage도 "가장 맛있게 먹은, 인상 깊은 채소"라고 칭송했을 정도로 향미가 뛰어난 채소다.

그런데 이 같은 깻잎의 수확량을 늘리기 위해 이를 재배하는 그린하우스 내부에는 야간에 60W짜리 백열등을 밝힌다. 그러면 깻잎은 밤을 낮으로 착각하고 계속 자라며 잎을 피워내는 작용을 이어가게 된다. 이 같은 방식으로 깻잎을 10배 이상 수확하게 된다. 이는 마치 산란율과 증체율을 높이기 위해 양계장 계사에 전등불을 밝혀 닭이 밤에도 잠자지 않고 계속 모이를 쪼게 하는 것과 대동소이한 농법이다.

서양 배는 조롱박처럼 작아 먹을 수 있는 부위가 얼마 되지 않지만, 동양 배는 크고 과육이 많으며 당도가 높아 소비자들이 즐긴다. 소비자들은 백화점에서 선물용으로 아주 큰 배를 구입하는 경향이다. 그러다보니 농민들은 점점 더 큰 배를 생산하는 데 혈안이 됐다. 열매가 막 맺혔을 때 지베렐린이란 생장촉진제를 열매자루에 과도하게 발라주면 가을에 배가 갓난애 머리만 해진다. 그러나 이런 배는 당도가 부족하며, 오래 가지 못해 푸석푸석해지는 단점이 있다. 반면 정상적으로 재배한, 어른 주먹만한 배는 오래 놔둬도 푸석푸석해지지 않으며 단맛도 출중하다. 이러한 비정상적 재배 방식이 인간의 그릇된 생각과 맞물려 소비자 식탁을 어지럽히는 현실이다.

더 슬픈 것은 농약 안전사용기준과 농약 잔류허용기준이 엄연히 있는데도 이를 무시하고 융단 폭격하듯 농약을 살포하거나 불법 농약을 사용하는 현실이다.

한 예로 파클로부트라졸은 식물 생장조절제의 일종으로 식물의 성장을 느리게 해 더 단단하고 싱싱해 보이게 하는 역할을 한다. 중국에서 생산된 이런 파클로부트라졸이 보따리상을 통해 아시아 각국으로 퍼져나가며 신선채소 재배에 과다 살포돼 말썽을 빚곤 한다.[1] 이 생장조절제는 특히 쌈용으로 쓰이는 알배기배추와 케일 등에 과다 살포해 외관상 상품성을 향상시키는 작용을 한다. 농산물 도매시장 경매에서 파클로부트라졸을 살포한 채소가 살포하지 않은 채소의 두 배 값에 경락되는 현실을 감안할 때 이 생장조절제의 유혹에 넘어가지 않을 생산자는 별로 없다. 어쩌다 단속에 걸려도 약간의 벌금만 내면 그만이다. 처벌은 솜방망이에 불과하고, 수익은 훨씬 크니 결과는 뻔한 노릇이다.

과일을 억지스럽게 크게 만들고, 들깨로 하여금 휴식을 취하지 못하게 하며, 여러 농작물에 농약을 과다 투입하는 현대농업의 특이한 양태들은 현대의 식품 생산 패러다임에 대한 근본적 성찰을 필요로 한다. 나라별로 벌어지는 현대농업의 잘못된 모습들은 일일이 헤아리기 어려울 만큼 많을 것이다.

우려스러운 양액재배

현대농업의 또 다른 기이한 양태로 양액수경 재배를 들 수 있다. 이는 영양액, 즉 물 비료로 작물을 키우는 방식이다. 모름지기 식물은 땅에 뿌리를 박은 채 흙 속 영양분과 햇볕을 에너지원으로 하여 성장하도록 돼 있다. 그런데 양액재배에서는 이러한 기본적인 자연의 이치가 거부된다.

식물은 주로 영양액에 의존해 성장한다. 토양에서 재배하더라도 점적관수 시스템을 이용해 작물에 영양액을 똑똑 떨어뜨리는 방법으로 가꾼다. 흙이라곤 한 점도 없이 아예 영양액에 뿌리를 푹 담근 채 성장하는 농작물들도 많다.

현대의 식물공장에서는 한 술 더 떠서 흙이 완전히 추방될 뿐 아니라 햇빛도 차단된다. 일정한 시설 내에서 발광다이오드LED 조명과 온·습도, 이산화탄소 농도, 배양액 등의 환경조건을 인위적으로 제어해 계절에 관계없이 농산물을 생산한다. 햇볕이 전혀 들지 않는 빌딩 속에서 토마토, 상추, 허브, 파프리카 등을 싱싱하게 키울 수 있는 것에 대해 현대 과학의 경이로운 생산 시스템이라며 자화자찬이다. 일본은 이미 열도 전역에 식물공장을 50개가량 만들었으며, 이 숫자를 150개로 늘릴 계획이다.[1] 미국의 컬럼비아대와 일리노이대 연구진은 무려 30층, 50층 규모의 식물공장 건립에 착수했다고 한다.[2] 이쯤 되면 식물공장을 위시한 양액재배 농법이 전통 토경土耕 농법을 제압할 날도 멀지 않은 듯하다.

실제로 오늘날 대형마트에서 구입할 수 있는 잎채소류와 과채류는 상당수가 양액재배 방식으로 생산한 것들이다. 토양에서 재배하면 아무래도 흙이 묻어 지저분할 수 있지만 양액재배 농식품은 대체로 깔끔한 것이 특징이다. 그러다보니 대형마트는 청정농산물을 선호하는 고객의 취향에 부합하기 위해 양액재배 농산물을 갖다 파는 경향이다.

그러나 양액재배 농산물이 반자연적 방식으로 생산돼 어쩌면 인체 건강에 역기능을 하는 측면이 있을지도 모른다고 냉철히 인식하는 소비자들은 그리 많지 않은 것 같다. 소비자들은 마트에 진열된 잎채소와 과채류들이 전통농법으로 생산된 것인지, 아니면 수경재배 방식으로 생산된 것인지 알려고도 하지 않는다. 그저 무심코 쇼핑하는 데 익숙해져 있어 가족의 밥상에는 양액재배 농산물이 수시로 오를 수밖에 없다. 더구나 양액재배 기술이 이미 세계 각국의 농촌에 광범위하게 확산된 현실을 감안하면 밥상에서 양액재배 농산물을 배제하기란 이미 불가능한 시대로 접어들었다.

양액은 식물 생육에 꼭 필요한 무기양분을 각각 흡수량의 비율에 맞춰 물에 용해시킨 것이다. 다시 말하면 화학적으로 조제한 물비료다. 무기양분에는 칼슘, 마그네슘, 인 등의 다량원소와 몰리브덴, 아연 등의 미량원소가 있다. 양액재배 채소, 과일은 이들을 자연 상태에서 얻지 않고 인위적 방식으로 공급받아 성장하게 된다. 그렇게 성장한 결과물을 소비자들이 일상생활에서 습관적으로 먹는다는 것은 어찌 생각하면 섬뜩한 일이다.

그러나 양액재배 농산물은 싱싱하고 예뻐서 부정적 상상을 갖다 붙일 틈새를 결코 주지 않는다. 오히려 대형마트의 농산물들은 화려한 포장으로 먹기 아까울 정도의 매력을 발산한다. 이러한 먹을거리가 각종 난치병의 원인이 될 수 있다는 일각의 주장은 공허한 메아리가 되어 흩어진다. 그러는 사이 지구촌의 농토와 하천은 부단히 양액으로 오염돼 후손에게 원죄를 남기는 형국이 되어가고 있다.

토양이 오염되고 있다

토양 오염원은 양액 외에도 화학비료, 농약, 항생제, 중금속 등 여러 가지가 있다. 이 가운데 과다 투입되는 화학비료양액 포함와 농약은 토양 생태계 파괴의 주범이다. 게다가 지구촌 곳곳에서는 쉴 새 없이 산업화와 무분별한 개발이 진행돼 토양 오염과 자연 생태계 파괴가 가속화하는 실정이다.

우리가 존재하는 지구는 살아 숨쉬는 흙이 있기에 다른 수많은 별들과 달리 생명의 존재가 가능하다. 흙이 살아 있다는 것은 그 속에 지렁이, 땅강아지 등의 생물과 다양한 미생물이 존재하는 것으로 확인할 수 있다. 그러나 최근 수십 년간 화학비료와 농약이 지나치게 살포되면서 토양 속의 뭇 생명들은 멸절되고 생태계가 교란되는 결과가 초래됐다. 한 마디로 토양이 병들어, 만물의 생명과 에너지를 생성하는 본래 기능을 크게 상실한 것이다.

토양이 병들 수밖에 없는 현실은 통계 자료에도 적나라하게 나타나 있다. 경제협력개발기구OECD 회원국 간 비교2001~2003년 평균에서 1ha당 연간 화학비료 사용량이 영국은 338kg, 일본 305kg에 달하며, 네덜란드는 무려 452kg이나 된다. 한국은 1ha당 423kg으로 OECD 회원국 가운데 5위다.[1] 세계경제포럼WEF이 3~4년마다 발표하는 환경지속성지수ESI도 한국은 비료 부문이 138위로 146개 국가 중 거의 꼴찌에 가깝다.[2]

화학비료질소, 인산, 칼리가 토양 오염의 주범으로 인식되는 이유는 화학적 제조 과정을 거쳐 생산되기 때문이다. 과거에 질소비료는 친환경 자재로 분류되는 초석과 칠레초석을 사용해 제조했다. 그러나 지금은 이들 천연 암석보다 원유를 정제하고 남은 나프타를 원료로 여러 가지 화학적 공정을 거쳐 제조한다. 인산비료와 칼리비료는 원료가 친환경 자재인 인광석과 칼리광석이다. 인광석과 칼리광석을 분쇄해 그대로 사용하면 식물 흡수가 늦어 황산과 함께 화학적 공정을 거쳐 토양에서 물에 잘 녹고 식물이 흡수하기 쉽도록 제조됐다.[3] 이렇듯 화학적 공정을 거치기 때문에 지속적 농업에 부정적 이미지가 강한 것이다.

어찌됐든 이같은 화학비료와 더불어 농약 사용량 또한 쉽사리 줄어들지 않는 것이 큰 문제다. 특히 기후가 고온 다습하고 토양 유기물이 부족해 연작장해가 우려되거나 집약농법으로 좁은 논밭에서 많은 농산물을 서두려 하는 지역일수록 농약 사용량이 많은 편이다. 일본과 한국의 경우는 농업인들의 고령화로 물리적 방제나 생물학적 방제보다 화학적 방제 방식인 농약 살포를 여전히 선호하는 경향이다. 이러한 영농 관행이 바뀌지 않는 한 생명의 모태인 흙의 건강성 회복을 기대하기는 힘들다.

일찍이 미국 미주리대의 토양생물학자인 알브레흑 교수는 다양한 약탈식 농업 활동이 계속돼 자연 생태적 토양 비옥도가 감소할 경우 작물의 병충해가 심화되고 그로 인해 가축과 인간의 건강이 쇠약해져 간다는 연구 결과를 제시해 눈길을 끈 적이 있다.[4] 또 제2차 세계대전 당시 미국 병사 7만 명의 구강 상태를 검진한 결과 보고서에서 병사들의 거주 지역과 충치 발생률의 연관성을 분석한 결과[5]도 흥미롭다. 농토를 집약적으로 이용해 토양의 미네랄 함량이 크게 부족한 동부 지역 출신은 충치 발생률이 높았던 데 반해, 토양이 비교적 비옥한 중서부 지역 출신은 충치 발생률이 가장 적게 나타난 것이다.

그런가 하면 프랑스 농학자 샤보소는 영양이 결핍된 토양에서 재배된 작물은 단백질 형성이 빈약하며, 상대적으로 수용성이 높은 아미노산이나 당분을 식물 세포에 많이 함유하게 돼 병해충의 침해를 촉진하는 원인이 된다고 밝혔다. 따라서 단백질의 결핍을 촉진하는 토양 시비, 예를 들어 수용성이 높은 화학비료 시비는 토양의 영양 불균형을 초래해 농작물의 면역성 저하를 가져오게 된다는 것이다. 이러한 연구 결과를 보더라도 작물을 건강하게 키우고 이를 통해 인간의 건강을 증진하기 위해 시급하게 흙을 살려야 한다.

그러나 현실은 불행하게도 우리의 소망과 거꾸로 돌아가고 있다. 특히 경지 면적이 부족하고 인구가 많은 나라일수록 논밭의 혹사가 심하다. 대도시를 가까이에 둔 경작지에서는 연작장해가 일어나기 쉽다. 화학비료와 농약 투입으로 쉴 새 없이 계속된 경작 탓이다.

무엇보다 도시근교의 비닐하우스나 유리온실은 토양에 대한 혹사가 위험 수위에 이르렀다. 채소 농사 위주인 도시근교는 대부분의 농지가 주인보다는 임차인에 의해 경작되고 있다. 임차인은 제

땅이 아니므로 흙의 품실을 높이는 데 잘 투자하려 하지 않는다. 돈의 여유가 있을지라도 자연퇴비 등으로 땅심 높이기에 관심을 두기보다 맹목적으로 화학비료에 의존하는 관행이 큰 원인이다.

자연퇴비 증산과 자운영, 헤어리베치 등 녹비작물 재배 확대로 땅심을 높이지 않고는 근본적인 문제 해결이 쉽지 않다.

미국과 EU 등의 선진국에서는 농경지에 대한 휴식년제를 실시하기도 하지만, 생산성 향상이 다급한 개발도상국에서 휴경休耕이란 엄두도 내기 힘들다. 현재 농사짓는 면적의 5분의1~10분의1씩 돌아가면서 쉬게 하는 것이 방안이지만 실천은 어렵다. 과학적인 방법으로 정밀농업Precision Agriculture과 주문형 배합비료Bulk Blending Fertilizer 사용이 권장되나 이 또한 형편상 도입이 쉽지만은 않은 실정이다.

유전자변형 농작물의 두 얼굴

토양을 혹사하지 않더라도 현대과학의 이단아 같은 기술을 접목해 농업 생산성을 변화시키거나 병충해 예방의 효과를 볼 수 있는 길이 있다. 바로 유전자변형Genetically Modified 농작물을 재배하는 것이다.

GM 작물은 생산성 및 상품성 향상을 위해 생명공학기술을 이용해 만든다. 즉, 어떤 생물의 유전자 가운데 추위, 가뭄, 병해충, 제초제, 살충제 등에 잘 견디는 유용한 유전자만을 추출해 다른 생물체에 주입하는 방법으로 생산한다. 혹은 비타민 등 특정 영양 성분을 강화하는 방법으로 개발하기도 한다. 이 농작물은 1995년 다국적 종자회사인 몬산토사가 GM 콩을 상품화하면서 일반에 널리 알려지게 됐다.

현재 미국, 캐나다, 호주 등에서 생산하고 있으며 미국 내에서 특허를 받은 GM 품종은 40여 개이고, 전 세계적으로는 80여 종이 넘는다. 대체로 북미와 중남미 국가들은 GM 작물에 긍정적인 반면 유럽은 부정적인 측면이 크다. 특히 서유럽 국가의 환경단체들은 GM 곡물을 '프랑켄슈타인Frankenstein 식품'이라 부르며 일반 대중도 이를 기피하고 있다.

'농업생명공학 응용을 위한 국제 서비스ISAAA'의 발표 자료[1]에 따르면 GM 작물 재배면적은 매년 늘어 2007년 현재 세계적으로 1억 1,430만ha를 기록했다. 이는 전년도에 비해 12% 증가한 면적이며,

GM 작물 재배가 시작된 1996년에 비해 무려 67배 늘어난 것이다. 주요 GM 작물 재배 국가와 면적은 〈표9〉와 같다.

¤ 주요 GM 작물 재배 국가 및 면적

순위	국가	면적 km²
1	미국	577,000
2	아르헨티나	191,000
3	브라질	150,000
4	캐나다	70,000
5	인도	62,000
6	중국	38,000
7	파라과이	26,000
8	남아프리카공화국	18,000
9	우루과이	5,000
10	필리핀	3,000

자료: 농업생명공학응용을 위한 국제서비스(ISAAA, 2007년) 〈표9〉

GM 작물 옹호론자들은 GM 작물이 농업 생산성 향상으로 전 세계의 빈곤이나 기아를 물리치며, 농약 사용량을 줄여 지구 환경보호에 기여할 수 있다고 강조한다. "작물 생명공학기술은 기아와 빈곤을 절반으로 줄이기 위한 'UN 밀레니엄 개발 목표U.N. Millennium Development Goals' 달성과 미래의 더 확고한 지속적 농업을 위한 결정적 도구다"라고 ISAAA의 회장이자 설립자인 클리브 제임스가 말했다. "이러한 목표 달성을 위해 미래에 식품, 사료, 섬유 및 연료 수요를 충족하기 위한 바이오텍Bt 작물 사용의 확대와 심화가 매우 중요하다."

그러나 반대론자들은 GM 작물이 빈곤이나 기아 문제를 해결할 수 없다고 주장한다. 환경단체인 '지구의 벗들Friends of the Earth International'의 발표 자료에 따르면[2] 현재까지 상업화한 대부분의 GM 작물들은 사료용일 뿐이고 식품용이 아니며, 이들은 개발도상국의 소규모 농가들에 도움이 되지 않는다고 한다. 한 예로 남아공은 Bt 면화 도입 이후 소규모 면화 생산자 숫자가 2001/02년 3,229명에서 2006/07년에 853명으로 급감했다.

GM 작물은 기존 작물에 비해 생산성도 높지 않다는 주장이다. 한 예로 세계에서 가장 넓은 면적에 재배되는 RR 콩은 기존 콩보다 수확량이 많지 않다. 반대로 많은 연구들은 RR 콩이 기존 콩에 비해 평균 5~10% 낮은 생산성을 나타낸다고 밝혔다. 또 다른 GM 작물인 Bt 면화도 기존 면화에 비해 생산성이 높지 않다. 미국, 아르헨티나, 콜롬비아, 오스트레일리아 등 Bt 면화를 도입한 대부분의 나라에서 수확량이 기존 수준에 머물렀다. 인도나 중국의 수확량 증가는 주로 GM 기술과 관련 없는 생산 요소나 날씨 덕분으로 전해진다.

RR 작물은 역설적으로 농약 사용량도 증가시켰다. 미국 농무부 통계에 의하면 2006년 RR 작물에 대한 glyphosate의 사용량은 1994년 대비 150% 증가했다. 2007년 안드라Andhra대학의 연구에 따르면 인도에서 Bt 면화 생산에 들어가는 농약의 양은 기존 면화 생산에 필요한 농약 양과 맞먹는다고 한다. 이러한 통계 자료는 일반인들로 하여금 GM 작물에 대한 의혹을 떨칠 수 없게 만든다.

GM 작물에 대한 이와 같은 상반된 생각들은 1990년대 이후 현재까지 안전성 문제가 불거질 때마다 세계인들의 관심을 집중시켰다. 스타링크StarLink 옥수수의 불법 유통 사건[3], 슈퍼 잡초의 출현 가능성 논란[4][5], 멕시코 토종 옥수수에의 GM옥수수 유전자 유입 논란[6][7], 푸스타이Pusztai 감자의 진실에 관한 논쟁[8][9] 등이 대표적인 예들이다. 이들 사건이 보도될 때마다 환경론자와 생명공학 옹호론자들의 논쟁이 뜨겁게 달아올랐다. 어느 경우에는 GM 작물의 안전성에 문제가 있다는 환경론자들의 주장에 무게가 실렸고, 다른 경우에는 생명공학 옹호론자들의 주장이 설득력을 얻기도 했다. 그러나 어느 경우든 이들 사건과 관련한 논쟁을 접한 소비자들에게는 뭔가 개운치 않은 느낌이 따라다닌 게 사실이다.

GM 작물이 극복해야 할 과제는 이 작물이 실제 환경에 방출됐을 때 생태계를 교란시키지 않으며, 또한 그 생산물이 사람의 건강을 해치지 않아야 한다는 점이다. 물론 GM 작물은 미국 식품의약국FDA 등의 안전성 검사를 통과해야만 판매가 허용된다. 그러나 이 경우에도 유전적으로 대를 이어 건강을 해치지 않는다는 점은 보장받을 수 없다.

소비자단체와 환경운동단체들은 뮐러P. H. Müller가 강력한 살충 효과를 밝혀내 노벨생리의학상을 받았던 DDT가 30여년 후 사용 금지 물질이 된 사례와, 영국에서 광우병BSE이 허가된 동물성 사료를 먹인지 10여년 후 5세대가 지난 다음 발생한 사례 등을 들어 GM 작물에 대한 안전성 검사의 한계를 지적하고 있다.

복제동물 생산의 부작용

식물 분야의 이단아가 GM 작물이라면 동물 분야의 이단아는 복제동물이라 할 수 있다. 금세기에는 복제동물cloned animals이 축산업의 판도를 크게 바꿔놓을 것으로 예상된다.

복제동물은 지난 1996년 스코틀랜드 로슬린 연구소에서 복제 양 '돌리Dolly'가 태어나면서 전 세계 사람들의 이목을 집중시켰다. 돌리는 세계 최초의 포유동물 복제로 태어난 새끼 양으로, 다 자란 양의 체세포를 이용해 복제했다. 복제동물은 이처럼 체세포를 이용하는 것과 생식세포를 이용하는 것 등 2종류가 있다. 생식세포 복제는 수정란을 이용한 복제다.

수정란을 분할해 동물을 복제하는 생식세포 복제 기술은 이미 1981년부터 생쥐를 시작으로 토끼, 소 등에서 성공을 거뒀다. 그러나 완전히 자란 다른 포유동물로부터 체세포를 떼어내 이를 바탕으로 유전형질이 똑같은 복제동물을 만든 것은 인류 역사상 돌리가 처음이었다. 그 후 체세포 복제 기술이 확산되면서 전 세계에서 각종 복제동물들이 잇따라 탄생했다.〈표10〉 소, 돼지, 무균돼지, 염소, 고양이, 토끼, 노새, 말, 사슴, 개 등 대부분의 가축이 복제됐다. 이외에도 쥐와 잉어, 늑대가 복제되는 등 체세포를 이용한 동물 복제 기술은 나날이 눈부신 발전을 거듭하고 있다. 근래에는 미국에서 원숭이, 한국에서 호랑이 복제가 각각 시도되고 있고, 일본에서는 얼음 속에 냉동된 매머드에서 DNA를 얻어 복제 매머드를 만드

¤ 동물 복제의 역사

연도	복제 동물
1996년	영국 로슬린 연구소. 복제 양 '돌리'(세계 최초 체세포 복제동물)
1998년	미국 하와이대 류조 야나기마치 박사팀. 복제 생쥐 '큐물리나' 일본 긴키대 쓰노다 유키오 박사팀. 복제 송아지
1999년	서울대 황우석 교수팀. 복제 소 '영롱이'
2000년	영국 바이오벤처 PPL세러퓨틱. 복제 돼지 중국 서부농림과학기술대 장융 교수팀. 복제 염소 '위앤위앤' 미국 오리건주 영장류센터. 복제 붉은털원숭이 '테트라'
2001년	미국 어드벤스트셀 테크놀로지사. 복제 인도들소(멸종 위기 동물)
2002년	미국 텍사스 A&M대 신태영 박사팀. 복제 고양이 '시시' 프랑스 농학연구소 장 폴 르나르 박사팀. 복제 토끼 서울대 황우석 교수팀. 복제 무균돼지 (장기 이식용) 미국 UCLA 이기영 박사팀. 복제 열대어 미국 국립과학원(NAS). 생명공학 동물 복제 윤리 가이드라인 첫 발표
2003년	미국 아이다호대 고든 우즈 박사팀. 복제 노새 '아이다호 젬' 이탈리아 스파란트니축산연구소 체사레 갈리 박사팀. 복제 말 '프로메테아' 미국 텍사스 A&M대 신태영 박사팀. 복제 사슴 '듀이'
2005년	서울대 황우석 교수팀. 복제 개 '스너피' 서울대 이병천 교수팀. 복제 늑대 '스눌프' '스눌피'
2006년	미국 식품의약국(FDA). 복제 동물의 고기와 젖, 식용으로 안전하다고 발표
2008년	유럽식품안전청(EFSA). 복제 동물 식품, 일반 동물 식품과 차이 없다 발표 유럽소비자조직(BEUC). 복제 동물 식품의 시판 허용 반대
2009년	일본 내무성 식품안전위원회. 복제 동물 식품, 안전하다고 발표

〈표10〉

는 연구도 진행 중이라는 소식도 들린다. 복제동물을 향한 이 같은 과학자들의 열망은 앞으로도 결코 식지 않을 것으로 보인다.

과학자들이 복제동물에 관심을 집중하는 이유는 그것이 막대한 경제적 이득을 가져다 줄 것으로 생각되기 때문이다. 쉬운 예로 복제 개와 복제 고양이를 들 수 있다. 오늘날 사람들은 개와 고양이를 가족처럼 생각하는 경향이다. 미국에는 벌써 애완동물 복제 회사들이 여럿 생겨났다. 한 사업가가 자신의 죽은 애완 고양이를 복제해준 대가로 5만 달러를 지불한 일도 있다. 미국인의 3분의 1 정도가 애완동물 복제를 희망한다는 뉴스도 전해진다. 또 말은 경주마 등 명마名馬의 복제를 통해 산업적 효과를 높일 수 있을 것으로 전망된다. 이런 상황이고 보면 애완동물 복제가 짭짤한 수익을 가져다줄 것임에 틀림없을 것 같다.

또 다른 경제적 이득은 복제동물을 이용한 질병 치료에서 찾을 수 있다. 동물 복제 기술은 난치병의 치료나 장기 이식 등에 이용될 수 있다는 점에서 엄청난 산업적 파괴력을 지닌다. 머지않은 장래에 인간의 줄기세포를 이식받은 동물이 사람과 같은 장기를 지니게 되고, 그로부터 적출된 장기를 사람이 사용하는 날이 올 것으로 보인다. 한 예로 돼지는 인간과 비슷한 크기의 장기를 지녀 면역 거부 반응 문제만 해결하면 복제를 통해 부족한 인체 장기를 충분히 공급받을 수 있을 것으로 예상된다. 이 같은 방법이 실용화한다면 그것이 가져올 경제 효과는 상상을 초월할 수 있다.

그런가 하면 복제동물은 식품으로의 활용을 통해 이를 생산하는 이들에게 소득을 안겨줄 수 있다. 양은 고기와 젖, 양털을 제공하고 소 역시 고기와 젖을 제공해 예부터 동서양에서 중요한 가축들로 여겨져 왔다. 생산성이 높은 양과 소를 복제하는 일은 농가 소득 향상뿐 아니라 인류의 식량문제 해결에도 도움을 줄 것으로 기대된다. 복제 토끼는 젖 생산을 통해 인간에게 유용한 단백질을 공급하는 공장 역할을 할 수 있다. '살코기와 지방의 비율을 특정 소비자 기호에 맞춘 프리미엄 급 쇠고기, 느끼하지 않으면서 맛도 탁월한 고품질 돼지고기…, 빠르게 살찌는 돼지, 우유 생산량이 2배인 슈퍼젖소…' 큰 돈벌이를 기대하는 미국의 복제 가축 사육 농가와 기업들이 추구하는 목표다.

이와 같은 여러 가지 경제적 목표 가운데 복제동물 생산의 부작용을 염려하지 않을 수 없게 하는 것이 질병 치료와 식품에의 활용이다. 이 두 가지는 인체에 직접적 영향을 미칠 수 있다는 점에서 매우 신중하게 접근해야 한다. 그중에서도 식품으로의 활용은 현재 긍정과 부정의 상반된 시각이 대립하고 있다.

미국 연방정부는 지난 2006년 복제동물의 식품이 인체에 안전하다고 발표했다.[1] 이는 FDA가 5년간의 연구를 통해 복제가축이 관행적으로 사육된 가축과 본질적인 면에서 차이가 없다고 결론 내린 데 따른 것이다. FDA는 복제한 소, 돼지 및 염소로부터 얻어진 고기와 젖이 사람들이 일상적으로 먹는 식품처럼 안전하다고 믿고 있다. 이들 복제 가축은 유전자 조작된 동물이 아니며, 따라서 유전자가 변하거나 이동하거나 제거되지도 않았다는 게 FDA의 입장이다. 유럽식품안전청EFSA과 일본 식품안전위원회도 2008년과 2009년 각각 FDA와 똑같이 복제동물에서 얻어지는 고기와 젖이 인체

에 안전하다는 평가를 잠정적으로 내렸다.[2)3)]

이에 대해 EU와 미국의 전문가단체 및 소비자단체들의 시선이 곱지 않다. 유럽위원회EC가 임명하는 15인의 생물윤리 전문가 그룹 '과학과 신기술 윤리에 관한 유럽 그룹EGE'은 2008년 1월 발표한 한 성명에서 "복제 대리모와 그 새끼가 겪고 있는 질병 등 건강상 문제점을 감안할 때 복제동물을 식품 공급에 사용하는 것이 윤리적으로 정당한 지에 대해 의문이 많다"고 경고했다.[4)] 미국소비자연합CFA의 식품정책국장 캐롤 터커 포어맨도 "FDA는 복제 기술이 다른 번식기술보다 더 많은 죽음과 기형을 초래한다는 연구 결과를 무시하고 있다"고 지적했다.

이러한 비판은 나름대로 근거가 있어 보인다. 왜냐하면 그동안 많은 연구논문들이 복제 동물들이 과체중, 기형, 호흡기질환, 간 비대, 출혈, 신장 이상 등 각종 질병으로 고통 받는 상황을 보고하고 있기 때문이다. 복제동물들이 제 수명을 채우지 못하고 일찍 죽은 사례들도 비일비재하다. 복제동물들이 모두 그런 것은 아니지만, 어찌됐든 관행적으로 사육된 동물보다 대체로 건강상 많은 문제점을 노출하는 것은 이를 식품으로 사용하기에 아직 이르다는 지적을 낳을 수밖에 없다.

식탁을 엎어라 • PART5

식탁 안전성 확보
어디까지 왔나

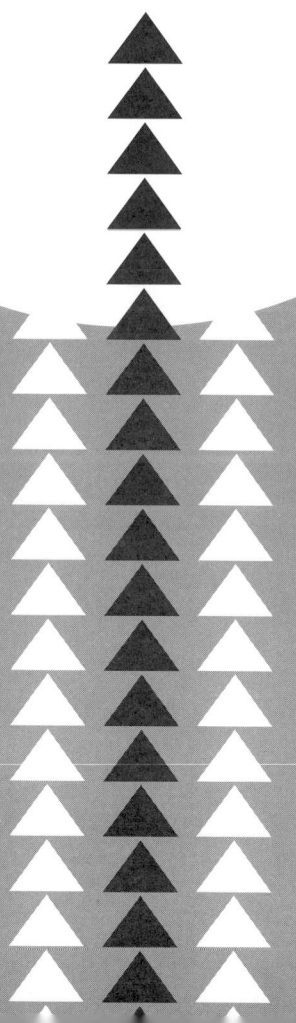

지금까지 식품과 인간 질병의 상관관계, 식품을 따라다니는 각종 오염원, 반자연적인 농수축산물 생산 실태 및 인수공통전염병의 현황 등에 대해 다양하게 살펴보았다. 그 과정에서 현대 사회의 인류를 끈질기게 따라다니는 각종 비전염성 질환과 조류 인플루엔자 등의 전염성 질환들은 식품 생산 및 공급 패러다임의 전환을 절대적으로 요구하고 있음을 개략적이나마 살펴보았다.

그렇다면 이러한 패러다임 전환을 어떻게 모색해야 하는가. 이에 대한 해답을 구하기 전에 이미 지구촌에서 시행되고 있는, 식탁 안전성 향상을 위한 제도들을 돌아보는 것이 순서일 것이다. 이 장에서는 인류가 과학적인 방법으로 구축한 여러 제도들을 살펴보고 그 한계점들도 지적해보고자 한다. 동물복지는 경악할 축산 현실에 대한 반성의 표현이며 해썹HACCP, 농산물우수관리제GAP, 이력추적제Traceability 등은 현재 세계적으로 널리 통용되는, 과학화된 식탁 안전성 확보 방안들이다. 이들의 현황과 실태를 면밀히 점검한 다음 제6장 및 7장을 통해 인간의 건강 증진을 위한 식품 생산·공급 패러다임 전환 방안들에 대해 구체적으로 전개해 나가고자 한다.

동물복지가 중요하다

제1장에서 살핀 바와 같은, 공장형 축산의 여러 부작용을 완화하기 위해서는 농장동물farm animal 사육방식에 일대 변화가 도모돼야 한다. 이에 대한 해답은 동물의 존엄한 생명권과 행복을 보장하는 데서 찾아질 수 있을 것이다.

현대 축산의 가장 큰 부작용은 동물의 존엄성과 행복을 부정하는 데서 비롯된다. 농장동물은 주인에게 수익 창출에 필요한 재화goods일 뿐이다. '알 낳는 기계'나 '걸어 다니는 고깃덩어리' 신세인 산업동물들이 대자연의 질서에 부합하는 축산물을 생산하기란 힘들 수밖에 없다. 그러므로 그들을 최대한 자연의 질서 속으로 편입시키려는 노력을 기울이는 것이 중요하다. 이는 농장동물들만을 위한 것이 아니며, 결국은 그들을 통해 식생활의 혜택을 누리는 인간을 위한 것이다.

가장 좋은 방법은 그들을 자연 속에 놔먹이는 일일 것이다. 방목한 동물로부터 얻어지는 고기와 달걀은 조물주가 선사한 식품이라 해도 무방하다. 물론 먹이가 불충분한 자연계의 동물에게서는 영양이 편중된 식품이 생길 수 있으나, 이런 경우를 제외하면 자연계의 동물이 제공하는 식품은 비교적 온전하다고 할 수 있다. 예를 들면 야외에서 키운 닭의 알과 닭장에서 키운 닭의 알은, 그들을 둘러싸고 있는 정보-에너지 장information-energy field이 결코 같지 않다.[1] 놔먹이는 닭의 알이 비교적 온전한 정보-에너지 장을 지녔다면, 기계식 산란계의 알은 불완전한 정보-에너지 장을 지녔다고 볼 수 있다.

그러나 놔먹이는 일은 자연계의 동물이 아닌, 현대의 농장동물을 전제할 경우 쉽지 않다. 이에 따라 차선책으로 모색되고 있는 것이 오늘날 EU를 중심으로 활발히 논의되고 있는 동물복지animal welfare다. 동물복지론은 특히 공장형 축산업의 발달로 인수공통전염병을 비롯한 각종 가축 질병이 창궐하면서 그에 대한 반성으로 대두됐다. 구제역과 광우병 등으로 천문학적 예산이 투입된 EU 회원국 정부들이 혼비백산해 서둘러 이 같은 이론을 받아들이고 실천에 들어갔다.

동물복지란 간단히 말해 수익 창출에 관심이 높은 인간의 입장이 아닌, 동물의 입장에서 그들을 대하자는 논리다. 생산성 향상을 위해 부리나 이빨, 꼬리 등을 자를 때 가축이 겪는 고통과, 좁은 축사에 갇혀 살다 면역력이 떨어져 생기는 질병, 또 이의 치료 및 예방을 위해 쏟아 붓는 동물약품, 육류의 안전성 저하 등에 대해 반성하게 된 것이다.

농장 동물의 입장에서 그들을 키우면 생산성은 다소 줄어들겠으나 이 같은 제반 문제를 피해갈 수 있다. 이는 넓은 범위에서 인간에게 이득이 될 수 있다. 따라서 동물복지란 표면상 동물을 위한 것이지만, 실제로는 인간을 위한 것이다. 축산업에 자연의 이치를 접목해 보다 안전한 식품을 생산함으로써 인간의 건강을 증진하고 막대한 가축 질병 비용을 절감하자는 내용이다.

동물복지가 논의되기 시작한 것은 50여 년 전으로 추정된다. 집약적 축산에 대한 비판적 의견이 대두되면서 일부 과학자와 소비자들을 중심으로 동물약품 사용과 생산품의 품질, 동물에 대한 권리와 윤리, 복지에 대해 관심을 갖기에 이르렀다. 그러던 차에 1964년 루드 해리슨Ruth Harrison이 『동물 기계Animal Machines』[2]란 책을 출간하면서 현대적 동물복지 운동이 시작됐다.

동물복지의 실천을 위해서는 동물의 자유가 전제돼야 한다. 영국 농장동물복지위원회FAWC가 1993년 산업동물 복지를 위해 제안한 5가지 자유는 다음과 같으며, 이는 이상적인 동물복지의 기본 조건으로 널리 이용되고 있다.

- 굶주림, 갈증 및 영양실조로부터의 자유: 건강과 활력을 충분히 유지할 수 있도록 항상 신선한 물과 먹이 공급
- 신체 및 온도상 불편으로부터의 자유: 그늘과 피난처 및 안락한 휴식 장소를 포함한 적절 환경 제공
- 통증, 부상 및 질병기생충 감염 포함으로부터의 자유: 질병과 상해에 대한 신속한 진단 및 치료 제공
- 정상적 활동을 할 자유: 가시可視 영역, 독자 공간 및 동종의 가축과의 어울림을 가능케 할 최소 공간 및 면적 요구 충족
- 공포와 걱정으로부터의 자유: 걱정과 정신적 고통을 피할 수 있는 조건 보장

유럽에서는 1968년 동물복지에 대한 첫 협정이 이뤄졌으며, 이를 계기로 순차적으로 동물복지에 관한 법령이 제정되거나 개정돼 오늘에 이르고 있다. EU의 산업동물을 위한 동물복지 법령은 다음의 7가지[3]다.

- EU 지침 88/166/EEC : 산란계 사육 규정
- EU 지침 91/629/EEC : 송아지 사육 규정
- EU 지침 91/630/EEC : 돼지 사육 규정
- EU 지침 91/628/EC : 동물복지를 위한 동물 수송 규정
- EU 지침 95/29/EC : 동물복지를 위한 동물 수송 규정
- EU 지침 93/119/EEC : 도축장에서의 동물복지 규정
- EU 지침 98/58/EEC : 농장에서의 일반적 가축 사육 규정

위의 법령들은 EU의 동물복지 개념이 전체적으로 얼마나 잘 정립돼 있는가를 말해준다. 예를 들어 EU 지침 98/58/EEC는 농장동물들에게 불필요한 고통이나 괴롭힘을 가하지 말아야 하며, 움직일 수 있는 사육 공간을 확보해줄 것을 규정하고 있다. 또 동물들이 다칠 수 있는 뾰족한 모서리 등이 없게 하고, 청결과 멸균 등 위생 상태를 잘 갖춰야 한다고 밝히고 있다. 이 모든 것을 전문 지식을 지닌 사람이 관리해야 함도 강조하고 있다. EU 지침 93/119/EEC는 도축장에서 가축은 반드시 기절시킨 뒤 죽여야 하며, 도살 전에 동물의 발을 묶거나 거꾸로 매달아서는 안 된다고 적고 있다. EU

지침 91/628/EC와 95/29/EC는 수송 도중 적절한 물과 먹이, 그리고 휴식 등을 제공할 것을 규정하고 있다.

EU가 취한 동물복지 관련 획기적인 조치는 2006년부터 성장촉진제로서의 항생제 사용을 전면 금지토록 한 것과, 2012년까지 산란계의 배터리 케이지, 모돈 및 임신돈의 스톨stall, 좁은 송아지 사육 상자crate 등을 없애도록 한 것 등이다. 동물복지 운동이 동물의 입장을 깊이 헤아리는 방향으로 전개되고 있음을 보여주는 대목이다.

미국은 '동물을 윤리적으로 대하는 사람들PETA'의 활동이 눈길을 끈다. 이 단체는 동물복지를 실천하지 않는 대규모 농장이나 식품업계에 압력을 행사하고 있다. 일례로 PETA는 2000년 맥도날드와 협의해 닭을 인도적 방법으로 사육하는 엄격한 규정을 만들었다. 규정의 주요 내용은 산란계 배터리 케이지 면적을 50% 넓히고바닥 면적 464.5㎠ 이상/마리, 강제 환우forced molting를 금지하며, 부리 절단을 중지하는 것 등이다. PETA는 맥도날드로 하여금 이 규정을 실천하는 농장의 달걀과 고기를 구입토록 했고 수송, 도축 시에도 인도적으로 처리하도록 했다. 이후 버거킹과 웬디스도 동물복지 기준을 준수하겠다고 공표했으며2001년, KFC도 부화에서 도계까지 닭을 인도적으로 다루는 기준을 제정했다.

이밖에 뉴질랜드와 캐나다, 호주, 스웨덴, 일본 등 많은 선진국들이 동물복지를 실천하고 있으며, 21세기 들어와 상당수 개발도상국들도 이에 점차 관심을 나타내고 있는 추세다.

동물복지형 축산은 집약축산에 비해 토지, 건물, 시설 등 투자비용과 노동력 및 운영비가 더 들어가 생산비를 가중시킨다. 따라서 개별농가에 손실이 발생되지 않도록 보조금을 지급하거나 인센티브를 제공하는 등의 조치가 뒤따라야 한다. 이를 결코 불필요한 예산 낭비로 볼 일이 아니다. 집약축산만 고집할 경우 각종 가축 전염병 확산과 국민 보건비용 증가를 피할 수 없기 때문이다. 영국, 스웨덴, 독일 등이 동물복지형 축산 육성을 위해 보조금을 지급하고 있는 것은 좋은 사례다.

EU의 예를 볼 때 동물복지형 축산물은 일반 축산물에 비해 값이 10~20% 비싸며 품목에 따라 50% 이상 비싸게 거래되기도 한다. 그럼에도 불구하고 EU의 소비자들은 이들 축산물에 대해 긍정적인 생각을 갖고 있다. 한 소비자 대상 설문 조사[4] 결과 응답자의 62%가 동물복지에 신경 쓴 제품을 구매할 의사가 있다고 밝혔다. 뿐만 아니라 51%는 동물복지 식품을 구매하는 주된 이유가 이 식품이 보다 건강한 동물로부터 얻어지기 때문이라는 견해를 갖고 있었다. 동물복지형 축산의 미래를 밝게 하는 조사 결과라 할 수 있다.

무항생제 축산의 장점

동물복지를 실천하기 위해서는 생산자가 감당해야 할 노력과 비용이 만만치 않다. 생산자의 비용 증가 부분은 소비자가 값을 더 지불하거나 정부가 보조금 등을 지급하는 방식으로 동물복지가 실천되고 있다. 그러다보니 동물복지가 일부 선진국들을 제외하고는 원활히 실천되지 못하고 있다. 이에 따라 동물복지 수준의 엄격한 잣대는 아닐지라도 축산물의 안전성에 대한 소비자의 우려를 어느 정도 해소해줄 수 있는, 보다 낮은 단계의 안전장치 마련이 요구돼 왔다. 이 같은 소비자 니즈에 따라 등장한 것이 무항생제 축산이다.

무항생제 축산업의 요체는 '번식 호르몬 처리를 하지 않은 가축에게 항생세, 합성항균제, 성장촉진제, 호르몬제 등 동물용 의약품을 처방하거나 사료에 첨가하지 않고, 가축의 생물적 및 행동적 요구를 만족시키는 환경과 밀도 조건 속에서, 분뇨를 자원화해 농업 생태계와 환경을 유지 보전하면서 안전한 축산물을 생산하는 사업'이다.[1]

EU는 2006년부터 성장촉진제로서의 모든 항생제 사용을 원천적으로 금지하는 법을 시행해 자연스럽게 무항생제 축산 시대를 열었다. 그러나 EU 이외의 국가들은 법이 허용하는 범위에서 성장촉진제를 비롯한 각종 동물약품을 사용한다. 미국이나 일본 등 선진국들도 마찬가지다.

질병 치료나 예방을 위한 동물약품 사용은 일정 부분 불가피하다. 문제는 항생제의 남용이다. 특히 경제 성장과 더불어 육류 소비가 급격히 증가한 나라에서 항생제 남용 문제가 심각하다. 2004년 호주의 경우 육류 1t 생산에 0.06kg의 항생제를 사용한 데 비해 한국은 0.92kg을 사용했다. 15배나 많은 양이다. 일본도 0.36kg으로 6배, 미국도 0.25kg으로 4배나 많다.〈표11〉 무엇보다 한국을 비롯해 중국, 베트남, 태국 등 개발도상국에서 항생제 사용량이 폭발적으로 늘어 식탁 안전에 적신호가 켜지고 있다.

¤ 동물용 항생제 사용 현황

	한국	일본	미국	프랑스	호주
항생제 사용량 (kg)	1,368	1,059	9,097	1,391	199
육류 총생산량 (천t)	1,493	2,982	35,825	5,120	3,183
육류 1t당 항생제 사용량 (kg)	0.916	0.355	0.254	0.271	0.063

자료: 식품의약품안전청 식품안전정책 협의회 자료 (2007년) 〈표11〉

동물복지를 통해 얻어진 축산물이나 유기농 축산물까지는 아닐지라도 축산물에 항생제만 잔류하지 않아도 소비자들은 상당히 위로를 받는다. 무항생제 축산물은 아직 세계적으로 본격 유통되지 않기 때문이지, 만일 대형 할인점이나 동네 슈퍼에 진열 판매한다면 다소 높은 가격을 지불하고라도 살 소비자가 적지 않을 것이다. 미국의 타이슨 푸즈사가 2007년 6월 무항생제 닭고기를 출시하며 기존 프리미엄급 제품보다 다소 낮은 가격을 제시, 소비자로부터 호응 받은 것이 그 사례다.[2] 타이슨 푸즈 사는 자사 무항생제 브랜드에 '100% ALL NATURAL'이란 문구를 표시하는 한편 이 제품의 대량 생산을 추진해 미국 내에서 무항생제 닭고기 시대를 활짝 열었다.

이처럼 무항생제 축산물을 생산 판매하는 움직임이 지구촌 곳곳에서 생겨나고 있다. 아시아에서는 일본에 이어 한국에서 무항생제 축산물 생산이 본격화하고 있다. 한국은 일부 농가 단위에서 산발적으로 시도되던 것이 2007년부터 국립농산물품질관리원과 농협중앙회 등 공신력 있는 기관들이 무항생제 인증 사업에 뛰어들면서 무항생제 축산물 생산이 본격화했다. 생산 농가 수만 해도 2007년 200호에서 2008년 1300호로 점프했을 정도다. 이렇게 생산된 축산물은 대표적 축산물 유통체인인 농협 목우촌 등을 통해 일반 축산물에 비해 30~50% 비싼 값에 소비자에게 나가가고 있다.

무항생제 축산물은 값이 다소 높긴 해도 무엇보다 안전하다는 것이 장점이다. EU나 호주에 비해 10~20배나 많은 항생제를 써서 생산한 축산물을 먹다가 갑자기 그 위험에서 해방됐다면 감격이 어떠할까. 무항생제 축산물은 맛에서도 차이가 난다. 튀김닭은 먹을 때 퍽퍽한 느낌이 적고 먹은 후에도 속이 더부룩하지 않다. 돼지 삼겹살도 맛이 담백하며 소화에 부담을 주지 않는다. 이 같은 맛과 안전성 면에서의 우수성은 무항생제 축산물을 얼마나 기본에 충실하게 생산했는가에 따라 차이날 수 있다.

식물에도 복지가 필요하다

공장형 축산업에 대한 반성에서 출발한 것이 동물복지와 무항생제 축산이라면, 경종농업과 채소 및 과수농업의 과오에 대한 반성에서 비롯된 것이 식물복지plant welfare다. 식물복지는 아직 일반화된 이론은 아니지만 식물의 입장에서 그들을 다루는 것이 중요함을 강조하는 내용이다. 모든 동식물에 행복추구권이 있음을 전제할 때 농장동물의 사육뿐 아니라 농장식물의 재배에도 복지 개념을 도입할 필요가 있다.

말 못하는 식물도 외부로부터 충격을 받으면 방어 본능을 나타낸다. 이는 그 식물이 행복해지길 원하기 때문이다. 식물복지는 식물의 행복한 성장을 중요시하는데, 이 역시 결국 식물을 통해 혜택을 입는 사람을 위한 것이다. 식물에는 입도 없고 귀도 없다. 입이 없어 의사 전달을 못하지만, 귀가 없어도 들을 수는 있다.

식물의 몸은 모두 세포로 구성돼 있고, 소리의 본질인 음파는 세포를 두드린다. 자연의 음향인 새소리나 가벼운 바람소리는 세포를 마치 안마하듯 건드리는데, 그때 세포 속의 원형질은 공명 현상을 일으켜 원형질 운동이 활발해진다. 이로 인해 양분이 잘 흡수되고 생산량이 늘어나는 효과가 뒤따른다.[1] 반대로 시끄러운 소리는 식물의 생장에 방해가 될 수 있다. 소음 공해 방지를 위해 고속도로를 따라 식재한 관엽식물이 종종 고요한 환경에서 자란 관엽식물과 다른 형태로 성장한다는 사실[2][3]이 이를 뒷받침한다.

식물에게 행복을 전달하기 위해 인간이 생각해낸 것 중 대표적인 것이 음악과 치유 에너지healing energy다. 1950년대 인도 남부 애너맬레이Annamalai 대학교의 싱T. C. Singh 교수가 미모사나무에게 인도의 전통음악인 라가Raga를 들려줬더니 기공의 수가 많아지고 세포의 크기도 커졌다고 한다. 1960년대 미국의 여류 연주자 도로시 레텔렉Dorothy Retellack이 호박에 음악을 들려줬더니 음악의 종류에 따라 덩굴의 반응이 달랐다. 하이든이나 베토벤 음악 같은 고전음악을 들려준 것은 덩굴이 스피커를 감싸는 반면, 록 음악을 들려준 것은 스피커 반대 방향으로 도망치는 모습이었다고 한다.

미국의 댄 칼슨Dan Carlson 박사는 최초로 식물 전용 음악을 만든 사람이다. 식물 육종학자인 그는 음악이 식물 생장을 촉진한다는 사실을 알고 8년간의 연구 끝에 1983년 소닉 블룸Sonic bloom이란 음악을 개발했다. 이 음악은 경지 면적이 넓은 미국의 감귤 및 사과 과수원에 적용돼 효과를 높이고 있다. 최근에는 인삼과 커피 재배에도 활용해 효과를 보고 있다고 한다.

한국에서는 1990년대에 그린음악Green music이란 농작물 전용 음악이 창안돼 농사에 이용되고 있다. 이는 자연에서 녹취한 새 소리, 물소리, 가축 울음소리 등을 포함한 음악으로서 사람에게도 친근감과 즐거움을 선사한다. 그린음악을 들려주었을 때 양란의 일종인 심비듐과 미나리, 오이 등은 들려주지 않은 것보다 30% 이상 생육이 증진하는 효과를 보였다.[4)]

이밖에도 음악이 인간의 경우와 마찬가지로 식물의 생육에 영향을 미친다는 연구보고서는 세계 도처에서 출간되었다.[5)6)7)] 물론 음악이 식물에 미치는 영향에 대해서는 긍정과 부정의 상반된 시각이 교차하기도 한다.[8)9)10)11)12)] 하지만 식물이 음악과 소리에 반응하는 것만큼은 확실하므로 식물복지가 추구할 가치가 없는 이론만은 아님을 알 수 있다.

치유 에너지는 음악 못지않게 확실한 식물복지 증진 수단으로 등장했다. 하이드Haid와 허프리카Huprikar는 2001년 발아 억제 목적의 에너지를 주입한 물을 준 밀 종자가 그렇게 하지 않은 종자에 비해 8%정도 느린 속도로 싹튼 반면$p<0.001$, 발아 촉진을 위해 치유 에너지를 불어넣은 물을 준 완두콩 종자는 그렇지 않은 종자에 비해 거의 20% 빠른 속도로 싹튼다는 사실$p<0.006$을 알아냈다.[13)] 크리드Creath와 슈워츠Schwartz도 연구를 통해 치유 에너지를 처리한 종자들이 처리하지 않은 종자에 비해 통계적으로 상당히 눈에 띄는 효과를 나타냈다고 제시했다main condition, ($p<0.0006$) and over time($p<0.0001$).[14)] 이밖에도 치유 에너지를 식물의 생육 촉진에 활용한 연구들은 적지 않다.[15)16)] 동물복지처럼 식물복지 역시 가볍게 여길 사항이 아님을 말해주는 결과들이다.

식물도 동물 못지않게 판단하고 행동하는 것으로 알려져 있다. 식물도 동물처럼 이로운 쪽으로 움직여가고 불리한 쪽은 피해 간다. 다만 너무 느려서 그렇지 않은 것처럼 보일 뿐이다. 식물은 또한 저희들끼리 신호를 주고받는다. 해충이 나뭇잎을 씹으면 공격을 받은 나무는 친구들에게 경고 신호를 보낸다. 신호의 속도는 1분간

약 24m를 가는 것으로 측정됐다.[17] 씨로켓Sea rocket이란 식물은 친척 관계인 식물과 그렇지 않은 식물을 구분해 차별적 대우를 한다. 예를 들어 주변에 다른 종류의 식물이 있음을 감지하면 영양분을 흡수하는 뿌리를 공격적으로 확대하는 반면, 한 모체에서 나온 직계 식물 앞에서는 스스로를 얌전하게 제어하는 모습을 보인다.[18] 이는 식물도 행복하고 안전한 삶을 위해 비밀스러운 행동을 하고 있음을 보여주는 증거들이다.

가축과 마찬가지로 곡식과 채소, 과일도 행복하게 자란 것을 식품으로 활용할 필요가 있다. 그래야 인간의 건강 증진에 도움이 된다는 것은 역사적으로 많은 식생활 경험과 과학적 연구들이 뒷받침한다. 좋은 음악이나 치유 에너지처럼 오늘날 농사에 빼놓을 수 없는 농약과 화학비료도 농작물의 생육을 돕기 위해 등장한 자재들이다. 사람이 삶을 영위하기 위해 밥 먹고 병나면 약을 복용하듯 농작물도 생육을 위해 비료를 흡수하고 병해충 예방을 위해 농약을 받아들여야 한다. 그것이 척박한 토양에서 연약하게 자라거나 병충해로 망가지는 것보다 나을 수 있다. 따라서 농약과 비료도 식물복지 증진에 기여하는 도구로 간주할 수 있다.

그러나 오늘날 과학농법에서는 비료와 농약을 남용하는 것이 문제다. 약도 지나치면 독이 되듯이 농약과 비료에 지나치게 의존하면 식물복지가 무너질뿐더러 결국은 인간의 복지와 건강이 망가진다. 예를 들어 시장에 출하할 딸기나 상추에는 농약을 규제 수준 이상으로 살포하고, 제 가족이 먹을 딸기나 상추에는 농약을 치지 않는 일부 농민의 자세는 소비자 건강을 위해 식물복지를 아무리 강조해도 지나치지 않음을 말해준다.

해썹HACCP의 효과

인류가 농식품의 안전성 확보를 위해 고안해낸 제도들 가운데 과학성과 효율성을 폭넓게 인정받아 전 세계적으로 확산되고 있는 것이 해썹HACCP과 농산물우수관리제GAP, 이력추적제Traceability System 등이다. 이 가운데 HACCP은 최근 들어 세계적으로 각종 식품 오염 사고가 빈발하면서 이를 막을 수 있는 방안으로 주목받고 있다.

HACCP은 '위해 요소 중점 관리 기준Hazard Analysis and Critical Control Points'이란 풀 네임에서도 알 수 있듯이 위해요소를 분석하고 이를 중점 관리한다는 뜻이다. 다시 말해 식품의 원재료 생산부터 제조, 가공, 보전, 유통, 조리를 거쳐 최종적으로 소비자가 소비하기 전까지 각 단계에서 발생할 우려가 있는 위해요소를 규명하고 이를 중점적으로 관리하는 과학적 위생 관리 체계를 말한다.

HACCP은 1959년 우주 개발 계획 중 우주인에게 무결점 식품을 공급하기 위한 미국 항공우주국NASA의 요청에 따라 필즈베리Pillsbury사가 3원칙의 HACCP 개념을 도입한 것이 탄생의 계기가 됐다. 이 3원칙은 위해요소 분석과 위해 평가, 중요 관리점CCP 결정, CCP 모니터링 등이다. 이후 미국에서 병원성대장균 O157:H7에 의한 식중독이 폭발적으로 발생하는 등 식품 위해 요인이 증가하면서 HACCP이 식품 위생 및 안전성 확보를 위한 방안으로 자리 잡아 왔다.[1]

특히 1993년 제20차 국제식품규격위원회Codex 위생분과위원회에서 HACCP이 식품 위생의 일반 원칙으로 채택되고, 1995년 세계무역기구WTO의 '위생 및 식물위생 조치에 관한 협정Agreement on the Application of Sanitary and Phytosanitary Measures' 이후 교역 식품에 HACCP을 적용토록 요구할 수 있게 됨에 따라 각국은 서둘러 HACCP을 도입하고 있다.[2] 미국 FDA와 농무부는 주스, 해산물, 육류 및 가금육에 대해 식품 안전 및 공중보건 달성을 위한 효과적인 접근 수단으로 HACCP 프로그램 도입을 의무화하고 있다.[3] 참고로 Codex가 확립한 HACCP 7원칙은 다음과 같다.[4]

- 원칙 1 : 위해 요소 분석
- 원칙 2 : 중점 관리 기준 파악
- 원칙 3 : 각 중점 관리 기준에 대한 한계 기준 설정
- 원칙 4 : 중점 관리 기준 모니터링 요구 설정
- 원칙 5 : 시정 조치 시행
- 원칙 6 : 기록 절차 수립
- 원칙 7 : HACCP 시스템이 의도대로 작동됨을 확인하는 절차 수립

HACCP이 궁극에 목표로 하는 것은 위해요소를 사전에 차단하는 것이다. 이는 최종적으로 생산돼 나온 제품의 검사를 통해서가 아니라, 식품을 생산하는 전 과정에서 사전에 위해요소를 관리해 안전한 식품을 제공하는 것을 의미한다. 그러나 HACCP은 제로

리스크 시스템은 아니다. 다만 위험을 최소화하도록 설계된 시스템이다. HACCP의 예방적 관리는 체계적 관리를 통해 이뤄지며, 체계적 관리는 PDCA 사이클[5]에 의해 이뤄진다.

PDCA란 Plan계획, Do행동, Check확인 및 Action실행을 의미한다.

양돈장을 예로 들어 설명하면 Plan은 HACCP 원칙 1과 2를 포함한다. 즉, 돼지고기 내의 주사침이나 항생제 등 위해요소를 확인하고 이를 중요 관리점CCP으로 결정하는 것이다. Do는 HACCP 원칙 2 및 3과 관련된다. 적정 주사침 사용, 구부러진 주사침 사용 금지, 항생제별 안전 휴약 기간 준수 등 관리에 따른 한계 기준critical limit을 설정하는 것이다.

Check는 HACCP 원칙 4에 해당한다. 돼지고기 내 주사침 잔류 예방을 위해 적정 주사침을 사용하는지, 돼지 몸 안에 주사침 잔류시 적절한 조치가 취해졌는지 확인하며, 돼지고기 내 항생제 잔류 예방을 위해 안전 휴약 기간을 준수했는지 확인한다. Action은 HACCP 원칙 5, 6 및 7과 관련된다. 주사침이나 항생제 잔류 돼지의 경우 시장 출하 정지 및 도축장 통보 조치를 취하며 이를 기록으로 남긴다.

HACCP 시스템이 중점 관리 대상으로 여기는 위해요소는 생물학적 위해요소와 화학적 위해요소, 물리적 위해요소 등이다. 이들을 최대한 효율적으로 차단해 안전성을 확보하는 것이 HACCP의 궁극적 목표다. 위해요소를 제대로 차단하지 못하면 소비자 클레임이 발생해 농장주나 가공업체, 유통업체 등이 손실을 입게 된다.

클레임 처리 비용, 클레임 조사 비용, 제품 회수 비용, 고객 실망으로 인한 소비 감소, 제품 가격 하락 등이 손실에 해당한다.

HACCP 도입의 효과로는 소비자 측면에서 안전하고 위생적으로 생산된 제품을 공급받을 수 있다는 점과, HACCP 마크를 통해 안전한 식품 선택의 기회를 제공받을 수 있다는 점을 들 수 있다. 생산자 측면에서는 위생적인 관리 체계의 구축, 위생 관리의 효율성 도모, 소비자 신뢰도 향상 및 제품의 경쟁력 제고 등을 들 수 있다. 생산자의 경우 초기에는 시설 투자 비용이 발생하지만 그후 제품 품질 향상으로 불량품이나 반품이 감소하고 생산비가 낮아져 궁극적으로 경제적 이익이 더 커질 수 있다. 축산농가가 위생 상태 개선으로 질병 예방과 치료 비용을 절감하거나, 식품 제조업체의 경우 소비자 신뢰 제고로 매출이 증대하는 것 등은 또 다른 경제적 이익이다.

이제 HACCP은 식품의 생산, 가공, 유통 및 판매 분야에서 더 이상 비껴갈 수 없는 필수 사항이 되고 있다. 특히 선진국에서는 식품 기업이 HACCP 도입 없이 소비자 신뢰를 얻거나 경쟁력을 확보하는 일이 갈수록 힘들어지고 있다.

농산물우수관리제GAP의 필요성과 한계

HACCP이 생산자와 가공업체 등이 폭넓게 도입하는 식품 안전 장치라면, 농산물우수관리제GAP: Good Agricultural Practices는 생산농가 단위에서 지켜야 할 우수 농작업 규범이다. 또 HACCP은 주로 축산물의 생산, 도축 및 가공에 활용되는 반면 GAP는 채소와 과일을 중심으로 한 농산물 생산에 적용된다는 점이 다르다. 생산부터 수확 후 포장 단계까지 각종 위해요소를 종합적으로 관리해 소비자가 안심하고 먹을 수 있는 좋은 농산물을 만들자는 것이 GAP 제도 운용의 궁극적 취지다.

농산물을 따라다니는 위해요소는 축산물이나 가공식품의 경우와 마찬가지로 날이 갈수록 증가해 소비자 건강을 위협하고 있다. 특히 화학적 위해요소 가운데 허용 기준치 이상의 잔류농약과 중금속, 환경호르몬 등은 소비자 식탁을 어지럽히는 주범이다. 더욱이 근래 들어 세계 도처에서 대장균 O157이나 리스테리아, 살모넬라, 캄필로박터, 황색포도상구균 등 각종 식중독 균에 의한 사고가 빈발하면서 생물학적 위해요소 관리가 절실히 요구돼 왔다. 특히 미국은 대규모 식중독 사건이 빈발하면서 식품 안전성에 대한 관심이 화학적 위해요소로부터 생물학적 위해요소로 옮겨가는 추세다.[1]

이러한 위해요소들을 막기 위해 GAP 제도를 실시하고 있는 대표적인 나라는 EU를 비롯해 미국, 캐나다, 중국, 일본 등과 아시아의 베트남, 대만, 말레이시아, 아프리카의 케냐 등이다. 이들 나라는 정부 또는 민간 차원에서 GAP를 운용하고 있다.

이 가운데 EU는 GAP에 관한 한 앞서가는 지역이다. EU의 GAP는 EUREP Euro-Retailer Produce Working Group GAP으로 통한다. EUREPGAP은 유럽의 농산물생산 및 유통 단계에서 폭넓게 적용돼, 2006년 현재 5만 7,000여 농가가 이를 준수하고 있다.[2] EUREP는 유럽의 농산물 소매유통업체들이 모여 만든 단체다. 이 단체가 GAP 인증 등 관리를 위해 설립한 푸드 플러스 Food Plus가 GAP 실행 지침인 EUREPGAP을 마련하고 이를 생산자에게 부여하고 있다.

EU 소비자 요구에 맞춘 안전 농산물 생산기준인 EUREPGAP은 국제적으로도 공신력을 인정받아 주요 수출국들이 이를 충족시키기 위해 노력하고 있다. 즉, 아프리카와 아시아의 국가들이 유럽 유통업자들의 요구에 따라 EUREPGAP을 준수하면서 세계적으로 확산되고 있다. EU는 생산자 조직과 유통업체간 계약시 흔히 GAP를 기준으로 삼으며, 계약을 위반할 때는 위약금 등으로 제재한다. 한때는 동유럽 국가들의 EU 가입을 위한 농업 실행 조건으로 GAP를 제시했으며, 공동농업정책 Common Agricultural Policy 제정을 통해 GAP 수준 이상의 영농에 대해서만 보조금을 지급할 것을 밝히기도 했다.

일본은 유럽으로 각종 고급 농산물을 수출하는 과정에서 EUREPGAP의 영향으로 GAP가 발달한 나라다. 일본의 대형유통업체인 이온 그룹AEON Group의 경우 생산자부터 종자, 배수, 생산지 환경, 토양 및 지하수, 비료, 병충해, 재배, 수확 후, 생산자 건강, 기록 및 생산이력추적제, 소비자 의견 수렴 등 모든 부문을 철저히 관리한다. 심지어 소비자가 'i-mode'란 모바일 폰을 통해 농장의 생산 과정을 직접 확인할 수 있도록 돕고 있다.[3)]

미국도 자국민의 식품 안전성 확보를 위해 GAP를 운용하고 있으며, 농산물 수출시 수출 상대국에 안전성을 담보하기 위해 이 제도를 활용하고 있다. 세계 각국으로 농산물을 수출하는 중국은 상대국의 식품 안전성 요구에 부응하기 위해 GAP를 실시하고 있다. 중국은 자국 식품에 대한 불신이 2007년 미국 곳곳의 대형 할인점에서 '차이나 프리China Free' 현상을 초래한 이후 GAP를 강화하는 분위기다.

GAP는 유통업체 주도형, 기업체 수도형, 생산자 주도형, 정부 주도형 등 4가지 유형으로 구분된다. 유통업체 주도형은 EUREPGAP이 대표적 사례다. 기업체 주도형은 다국적 기업인 코카콜라, 네슬레, 돌 등이 주도한다. 생산자 조직이 발달한 일본은 생산자 주도형, 중국, 말레이시아, 베트남 등 아시아 국가와 케냐는 정부 주도형 GAP 제도가 각각 발달했다.[4)]

GAP 관리기준 가운데 대표적인 것은 농산물 이력추적시스템Traceability System 실시다. GAP 관리제도에서는 농산물의 안전성 확보를 위해 생산, 가공 및 유통의 전 단계에서 철저한 관리가 요망된다. 이 모든 단계에서의 사항들을 기록해 정보화함으로써 안전성 문제가 발생했을 때 원인을 신속히 규명하고 필요한 조치를 취할 수 있도록 한 것이 이력추적시스템이다. 따라서 이력추적 관리는 GAP의 필수 요건이 되고 있다.

GAP 제도에서 종자는 저항성 품종, 내 병해충성 품종, 원산지 및 출처 등을 알 수 있는 품종을 우선 사용해야 한다. 토양은 잔류 가능성 있는 유해물질을 의무적으로 분석하고, 토양재배를 하지 않는 수경재배, 양액재배 등의 경우는 원수에 대한 수질분석 성적을 제출해야 한다. 작물 재배에 필요한 영양분은 양분종합관리기술INM을 활용함을 원칙으로 하며, 병해충 퇴치를 위해서는 병해충 종합관리기술IPM을 적용한다.

농약은 안전사용기준을 철저히 지키며, GAP 농산물의 수확 작업에 참여하는 작업자는 신선 과일, 채소를 오염시키지 않도록 주의해야 한다. 수확 후 농산물의 세척에 사용되는 물은 식수로 사용할 정도의 수질을 확보해야 하며 신선 채소, 과일은 미생물학적, 화학적 및 물리적 오염 가능성이 가장 낮은 조건 아래서 저장되고 수송돼야 한다.

GAP 관리기준이 이처럼 엄격하다보니 제대로 지켜지지 않는 경우들도 많다. 일례로 생산자와 GAP 관리 주체 간의 엇박자를 들 수 있다. 정부 주도형 GAP의 경우 정책과 현장의 괴리가 문제다. 생산자들이 이해와 준비 부족으로 GAP 기준을 제대로 지키지 않았는데도, 두루뭉술하게 넘어가는 경우들이 있다. 이력추적을 할 경우 그 농산물의 생산 이력 대신 생산자 개인의 홍보성 정보가 제공되는 등 황당한 경우들도 발생한다. 이는 EUREPGAP이 발달한 EU 역내域内에서도 예외가 아니다.[5)]

책임 소재를 분명히 하는 이력추적제

생산자가 애써 생산한 식품의 진실성에 대해 의문을 갖는다는 것은 아이러니컬하다. 그러나 현실은 우리의 입으로 들어가는 것들에 대해 회의하지 않을 수 없게 만든다. 그러므로 농식품의 생산부터 가공, 유통 단계의 정보를 모두 기록해 안전성의 문제가 발생했을 경우 그 식품을 추적해 원인 규명과 필요한 조치를 취할 필요성이 제기된다. 이를 위해 요구되는 것이 이력추적제이며, 이는 농식품의 신뢰성 확보를 위해 매우 중요한 역할을 한다.

GAP가 관리기준으로 이력추적제Traceability System를 포함하지만, 그렇다고 이력추적제와 GAP가 동일한 제도는 아니다. 둘은 '실 가는 데 바늘 가는 격'으로 관련성이 있지만, 약간 다르다. GAP가 각종 위해요소의 농식품 혼입을 최소화하기 위해 마련한 장치라면, 이력추적제는 안전성 등에 문제가 생겼을 때 책임 소재를 분명히 하기 위해 운용하는 제도다.

이력추적제를 처음 도입한 것은 EU다. 광우병이 1990년대 중반부터 영국과 프랑스 등지에서 광범위하게 발생하면서 소비자들이 패닉 상태에 빠졌고, 이것이 먹을거리의 안전성 확보를 위한 제도 도입을 절실하게 이끌어냈다. EU는 2000년 쇠고기 라벨링을 강제하는 규칙을 채택했으며, 2001년 1월부터 소와 쇠고기에 대한 이력추적제를 모든 회원국에 적용토록 했다.[1]

EU는 식품기본법 제18조에 따라 2005년 1월부터 전체 농식품과 사료에 대해 의무적으로 이력추적제를 도입하도록 했다.[2] 그러나 관련업계에서는 이미 1990년대 중반부터 자체적으로 이 제도를 실시해 왔다. 대표적인 사례가 까르푸의 FQC와 EUREP의 EUREPGAP 등이다. EU는 이러한 일련의 조치를 통해 농식품 공급 시스템의 현대화와 농식품 안전 관리 체계의 지속적인 발전을 이룩해 왔다.[3]

일본은 2003년 12월 정기국회에서 관련 법률이 통과함에 따라 소 및 쇠고기의 이력추적관리가 의무화됐다.[4] 한국에서는 2009년부터 소 및 쇠고기의 이력추적관리가 시작됐으며[5], 인삼과 수출용 채소에 대해서는 벌써 여러 해째 이 제도를 적용해 운용하고 있다. 미국과 캐나다에서는 이력추적제와 비슷한 식품 회수 프로그램 food recall program이 작동되고 있다.

이력추적제는 우선 생산 단계에서 농가가 이름, 주소, 재배지, 품목, 품종, 판매처, 수량, 날짜, 이력추적관리번호, 비료·농약 등 영농자재 사용 내역 등을 자세히 기록할 것을 요구한다. 특히 농약 등 안전성을 저해할 수 있는 물질을 사용하는 경우 그 내역을 기록·관리할 수 있어야 한다. 유통 단계에서는 각종 입고 및 출고 정보와 선별·포장 상태 표시, 라벨·스티커·포장재에 이력추적관리번호 표시 등을 하도록 하고 있다. 판매 단계에서도 대장, 거래 명세서 등 각종 판매 정보를 필수적으로 기록해야만 한다.

이력추적제 실시는 각국에서 광우병 등으로 추락한 소비자의 신뢰를 회복하는 데 중요한 역할을 했다. 일본의 경우 전체 12만 가구에 달하는 소 사육농가 모두가 이력추적제에 참여하고 있고, 전체 소 450만 마리가 이력추적 대상이다. 이 모든 소에 품종, 출생지 등 각종 정보를 담은 무선 인식 전자칩RFID 귀표ear-tag가 장착된다. 이러한 방법으로 일본산 쇠고기의 신뢰를 회복해, 광우병 발생 이전 수준으로 쇠고기 값을 안정시켰다.[6]

한국의 한우도 이력추적제의 덕을 톡톡히 보고 있다. 한우 쇠고기는 가격이 비싼데도 불구하고 신뢰도 향상으로 소비자들이 꾸준히 찾는 반면, 미국산 쇠고기는 광우병에 대한 우려로 시장에서 퇴조하는 양극화 현상이 나타났을 정도다. 인삼의 경우 4~6년간 같은 토양에서 재배해 농약이나 중금속 등의 잔류가 우려되는데, 이력추적제를 통해 안전성을 확인할 수 있어 소비자들이 안도하는 분위기다. 깻잎은 한국인이 대중적으로 즐겨먹는 허브인데, 이력추적제가 깻잎의 농약 잔류에 대한 불신을 씻어내는 역할을 하고 있다.

중국은 산둥성의 이력추적제가 효과를 발휘하고 있다. 산둥성은 2006년 106억 달러어치의 농산물을 수출해 7년 연속 중국 내 최대 농산물 수출 성으로서의 입지를 굳혔는데 이에 큰 역할을 한 것이 이력추적제다. 산둥성 당국에 따르면 2006년 한 해 산둥성에서 수출한 농산물이 미국 등 165개 국가의 식탁에 올랐고, 같은 성내에서 1,300여만 명의 일자리를 창출했다.[7]

물론 이력추적제가 각국에서 처음부터 연착륙한 것은 아니다. 일본에서는 소에 대한 이력추적제 실시 초기에 10만 건 이상의 위반 사태가 발생했으며, 영국에서도 소 이력추적제 시행 첫해에 30% 이상에서 이동移動 신고가 제대로 기록되지 않았다.[8] 휴대전화나 이력추적시스템 인터넷 홈페이지를 통해 소비자 확인이 가능하도록 배려하기도 하나, 일일이 확인이 안 되거나 번거로워 포기하는 경우들도 있다.[9] 그러나 어쨌든 이 제도 덕분에 각국의 식품 안전도가 시나브로 향상되고 있는 것만큼은 사실이다.

원산지통제명칭AOC의 시사점

이력추적제나 GAP 같은 자연과학에 기반을 둔 제도는 아니지만, 식품의 품질 및 안전성 향상에 도움이 되는 또 다른 제도가 '원산지통제명칭'AOC: Appellation d'Origine Controlee 및 이와 유사한 제도들이다.

이들은 본래 식품 안전성 제고를 목표로 고안한 제도는 아니다. 그보다는 소비자 선택권을 강화하고 자국산 또는 자기 지역산 농식품 판매에 대한 독점적 권리를 부여받기 위해 생겨났다. 그러나 이 제도가 부수적이기는 해도 식품의 안전성 향상에 한 몫을 하고 있는 것만큼은 사실이다.

AOC는 어떤 농식품이 그것을 생산하는 고장의 지리적 환경에서 뛰어난 품질과 차별적 특성을 지니고 있을 때 그것을 나타내기 위해 생산물에 표시하는 지역 명칭을 말한다. 이는 프랑스의 지리적 표시GI: Geographical Indication에 관한 일종의 인증으로서 와인, 치즈, 버터, 가금, 꿀, 렌틸콩, 올리브유, 생수 등을 대상으로 적용한다. 정부 산하기관인 국립원산지명칭관리원INAO의 감독 아래 운영되며, 영어로는 'controlled term of origin'이란 의미다.[1][2]

AOC의 시작은 로크포르Roquefort 치즈가 프랑스 의회법의 규제를 받던 15세기로 거슬러 올라간다. 최초의 현대적 법령은 1919년 '원산지 보호에 관한 법률the Law for the Protection of the Place of Origine'이 의회를 통과함에 따라 마련되었다. 이 법률은 원산지 명칭을 집단

재산권으로 확립하는 한편 이 같은 명칭을 사용하는 상품들은 일정 지역이나 코뮌commune 내에서 생산돼야 함을 명문화했다. 1935년에는 INAO가 설립돼 와인의 생산 과정에 관한 행정적 통제를 실시하기 시작했다. AOC 인증seal은 1950~1970년대를 거치며 프랑스 법에 의해 생겨나고 보호됐다.[3]

AOC는 'Appellation 원산지명 Controlee'로 표시된다. 예를 들어 생테밀리옹 와인의 경우 'Appellation Saint-Emilion Controlee'로 나타낸다. 이는 해당 농식품 분야에서 최상품임을 나타내는 증표가 된다. 와인의 경우 전체 등급 중 AOC 와인은 35% 정도다.[4]

AOC가 포괄하는 지역은 넓이가 천차만별이다. 다양한 기후대와 토양 특성을 지닌 광활한 면적을 커버하는 AOC들이 있는가 하면, 다른 AOC들은 매우 좁은 지역을 관할하기도 한다. 예를 들어 the Cotes du Rhone AOC는 무려 40,000ha를 점유한다. 반면 같은 the Cotes du Rhone AOC 영역 내에 가장 작은 AOC인 Chateau-Grillet가 있는데, 이는 면적이 4ha에 못 미친다. 일반적으로 원산지의 지역 범위가 좁고 구체적일수록 더 뛰어난 품질을 나타내는 것으로 인정된다.

AOC는 다른 나라들이 나름대로의 지역 명칭 통제 시스템을 구축하는 데 많은 영향을 미쳤다. 즉, 이탈리아가 1963년 DOCDenominazione di Origine Controllata와 DOCGDenominazione di Origine Controllata e Garantita 시스템을 갖추고, EU가 1992년 PDOProtected Designation of Origin 등을 채택하는 데 도움을 주었다. 미국의

AVA American Viticultural Areas도 이와 비슷한 시스템이다. 국가에 따라서는 수입 농축산물에 대해 수입국 명칭을 표시하도록 해 소비자 선택권을 강화하는 데 AOC 시스템을 응용하는 경우도 있다.

어찌됐든 AOC 및 이와 유사한 각국의 제도들은 원산지 증명을 통해 제품의 고유한 특징과 진실성을 드러내는 데 목적이 있다. 이를 통해 차별화된 이득을 더 얻고자 하는 것이 이 제도 운용의 본래 취지다.

그런데 이와 반대로 오히려 손해가 나는 경우도 발생한다. 예를 들어 광우병이 발생한 국가의 원산지가 표시됐다면 수입국에서 수출국의 쇠고기가 오히려 천대받을 수도 있다. 이 경우 수입국의 자국산 쇠고기는 반사이익을 얻는다.

이처럼 원산지 명칭이 식품 안전성 향상에 긍정적으로 작용하는 측면도 배제할 수 없다. 품질을 엄격하게 통제한다는 것 자체가 안전성에 대한 자신감을 반영하는 것이라고도 볼 수 있을 것이다.

식탁을 엎어라 • PART6

식품 안전을 위해 고려해야 할 것들

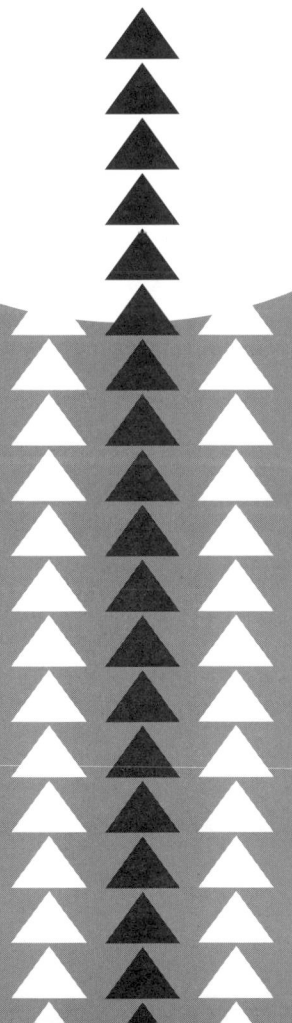

앞 장에서 식탁의 안전성 제고를 위해 실시 중인 지구촌의 다양한 제도들을 살펴봤다. 그러한 제도들은 일부 한계점이 있음에도 불구하고 아직까지는 건강한 식탁을 위한 과학적 방법론들로서 효율성이 높은 것으로 평가되고 있다. 그러나 식탁의 진실성 회복을 위해서는 이것만으로는 불충분하다. 식품의 생산 및 공급 패러다임을 바꿀 수 있는 보다 폭넓은 관찰과 접근이 필요하다.

그런 점에서 이 장에서는 식탁의 질서 회복을 위해 폭넓게 고려해야 할 몇 가지 사항들에 대해 논의해 보고자 한다. 그 가운데 빼놓을 수 없는 것이 생물다양성 문제다. 21세기에 환경 파괴와 관련해 가장 심각한 국면을 드러내고 있는 것이 생물다양성 감소다. 그중 농업 다양성이 무서운 속도로 파괴되고 있는 현실은 지구촌 가족의 식탁에 불안의 그림자를 길게 드리운다.

그런가 하면 자유무역의 확산으로 날로 증대되는 푸드 마일은 기후변화 등의 원인으로 지목되면서 식품 수송의 패러다임 전환을 요구받고 있다. 농업형 전원도시 조성과 생태계와 인간의 관련성, 그리고 유기농업을 중심으로 한 생태농업의 중요성, 슬로푸드를 비롯한 여러 가지 건강식 운동 등은 식탁의 진실성 회복을 위한 인류 사회의 지향점이 어떠해야 하는가를 잘 말해준다. 현대인의 식탁의 무질서disorder와 혼돈chaos은 질서 회복을 위한 고려 사항들을 냉철히 살펴봄으로써 해결의 실마리를 찾을 수 있을 것으로 보인다. 이제 생물다양성 파괴 문제를 말머리로 해 8가지 고려 사항들을 하나하나 점검해보자.

생물다양성을 되살려라

최근 수십 년간 세계적으로 생물다양성이 급격히 축소됐다. 유엔 식량농업기구FAO에 따르면 20세기에 세계 농업 다양성의 4분의 3 정도가 파괴됐으며[1], 이 같은 현상은 21세기 들어서도 지속되고 있다. 유엔환경계획UNEP도 생물 다양성의 전례 없는 비율 변화를 우려하며 이를 막기 위한 각종 대책을 수립, 시행해오고 있다.

미국에서는 꼬투리째 먹는 콩snap beans의 76%가 3종류에 불과하고, 완두콩의 96%가 2종류이며[2], 감자는 전체 생산량의 75% 이상이 4가지 관련 종이다.[3] 또한 양배추 종류의 95%를 비롯해 옥수수의 91%, 완두콩의 94%, 토마토의 81%가 사라져버렸다. 19세기에는 흔했던 80~90%의 채소와 과일 종이 논밭에서 종적을 감춰버린 것이다.[4]

중국에서 생산되던 1만여 종의 밀 가운데 1970년대에는 단 1천여 종만이 남았다. 인도의 농민들은 반세기 전에 3만여 종의 벼를 재배했으나, 현재 인도에서 재배되는 벼는 75% 이상이 개량종 10가지에 불과하다.[5] 이러한 현대적인 식물의 품종들은 병해충에 잘 견디거나 화학비료에 잘 적응하고 수확량이 많다는 등의 이유로 재배가 장려되고 있다. 생물학적 다양성이나 영양 다양성은 고려 대상이 아니다.

인도뿐 아니라 쌀을 주식으로 하는 동아시아 대부분의 국가들에서도 농민들이 재배하는 벼는 개량종 몇 가지로 통일됐다. 필리핀과 인도네시아, 태국, 베트남 등 동남아시아에서는 훅 불면 날아갈 것처럼 가볍고 긴장립형 인디카 계열의 쌀을 먹고 일본과 한국 등 동북아시아에서는 찰기 있고 짧은단립형 자포니카 계열의 쌀을 먹지만, 인디카 계열이든 자포니카 계열이든 종류가 극히 제한돼 있는 것이 문제다.

예컨대 한 세기 전만 해도 검정 쌀, 붉은 쌀, 향기 나는 쌀 등의 토종 쌀이 논밭에서 거둬졌는데, 오늘날에는 흰색 쌀로 통일됐다. 흰쌀은 밀가루, 백설탕과 함께 성인병을 유발하는 3대 적으로 인식되기도 한다. 그로 인해 일부 영양학자와 소비자단체들은 토종쌀의 복원 필요성을 주장했고, 이러한 요구가 받아들여져 20세기 말부터 아시아의 일부 지역에서 붉은 쌀과 검정 쌀이 생산 유통되기 시작했다. 특히 검정쌀을 섞은 쌀밥은 동북아시아 국가들의 식당에서 인기를 끌 정도로 상황이 변해가고 있다. 하지만 이는 아직 일부에 국한된 현상이며 농업다양성의 훼손은 그치지 않고 있다.

다시 생물다양성 문제의 본령으로 말머리를 돌리자. 감자도 다양성의 파괴가 가속화한 대표적 작물이다. 남미 안데스 산맥의 고지대에서는 전통적으로 수십 종의 토종 및 개량종 감자들이 재배됐다. 예를 들어 페루의 고산지대에서는 과거 한 농가가 계절에 따라 30~40종의 독특한 감자를 생산할 수 있었으나[6] 오늘날에는 불과 몇 가지로 통일됐다. 네덜란드에서는 현대의 다양한 첨단 기술이 오로지 한 종류의 감자를 생산하는 데 적용되고 있다. 지금 네덜란드 감자 경작지의 80% 이상에 단일 종one variety의 감자가 재배되고

있다.[7]

이러한 종의 통일은 패스트푸드 회사들의 요구 때문이다. 패스트푸드 회사들은 가공의 편의성을 앞세워 전 세계적으로 동일한 종류의 감자를 필요로 한다. 이로 인해 페루의 쿠스코에서조차 맥도날드나 KTF의 감자튀김을 먹어야 한다. 안데스 산맥의 기후와 흙이 키워낸 토종 감자들이 다양한 필수 영양소를 바탕으로 주민의 건강을 지켜준다는 주장은 다국적 거대 식품기업들의 횡포 앞에 힘을 잃고 있다.

종의 통일은 식물에만 국한된 것이 아니다. 닭과 칠면조, 돼지, 소 등도 마찬가지다. 이들 가축은 오늘날 극도의 상업성 추구로 인해 품종이 복제 동물 수준으로 통일됐다. 예를 들면 칠면조는 전 세계에서 생산 소비되고 있는 칠면조의 90% 이상이 3종류에 불과하다. 이로 인해 칠면조들이 새로운 조류독감의 피해를 쉽게 입을 수밖에 없는 상황이 됐다.[8]

서남아시아는 터키와 키프로스, 레바논, 이스라엘, 팔레스타인, 이란 등을 중심으로 한 지역이다. 유럽과 아시아, 아프리카의 교차로라는 이유로 오늘날에도 작물 다양성의 보고로 남아 있다. 그중 키프로스 섬은 다양한 감초와 허브의 일종인 세이지 및 타임, 구주콩나무 등의 산지다. 토종벌들이 섬의 향기로운 식물들 덕분에 고대 로마인들이 귀하게 여겼던 꿀을 만들어낸다. 이렇게 아름다운 섬의 생물 다양성이 터키의 점령과 관광 리조트 개발 가속화로 점차 훼손되고 있는 것은 안타까운 노릇이다. 팔레스타인에서는 고대의 올리브나무들이 이스라엘의 점령과 불도저를 이용한 마구잡이식 개발로 뽑혀져 나갔다.

영국은 1965년까지만 해도 디저트용 사과통조림이나 빵에 사용하지 않고 날것으로 먹는 사과를 대부분 자급했다. 영국 정부 통계에 의하면 당시 2천여 종의 사과가 영국 땅에서 재배되고 있었다고 한다. 그랬던 것이 지난 30여 년간 값싼 사과가 해외에서 들어오고 대형 슈퍼체인과 가공업자들이 고도의 표준화를 요구하면서 영국 농민들은 사과 과수원의 60%를 다른 작물로 교체했다. 요즘 영국의 과수원들은 상업적으로 우위에 있는 2~3품종에 점령당해, 시골마다 맛과 색깔 등이 제각각인 사과들이 수확되던 상황으로 회귀할 수 없게 내몰리고 있다.[9]

생물 다양성 보호를 위해 국제적인 협약이 체결되기도 했다. 1992년 유엔환경계획의 리우데자네이루 회의리우회의에서 158개국이 서명하고 1993년 발효된 생물다양성협약Biodiversity Convention이다. 국제슬로푸드운동본부는 '미각의 방주Ark of Taste' 프로젝트를 전개하고 있다. 이는 세계 식량의 95%가 30개 미만의 작물에 의해 공급돼 맛과 생물학적 다양성이 훼손돼 가는 현실을 타개하기 위해 추진하는 프로젝트다. 그러나 이러한 국제적 노력에도 불구하고 지구촌의 생물 다양성은 점점 더 수습할 수 없는 국면으로 망가져가고 있다.

인간의 생명 유지에 필요한 것은 충분한 열량만이 아니다. 열량 못지않게 많은 필수 영양소들이 매우 중요하다. 열량은 소수의 동식물을 통해서도 얻을 수 있지만 영양소는 그렇지 못하다. 특히 주

영양소macronutrients, 미량원소micronutrients, 특정 식물생리활성 영양소certain phytochemicals 및 동물 화학성분zoo-chemicals 등은 같은 동식물이어도 맛과 생김새, 빛깔 등이 상이한 다양한 품종을 통해서만 몸 안에 흡수할 수 있다. 이렇게 할 때 각종 감염병과 성인병, 특히 면역력 결핍으로 초래되는 암 등 만성 퇴행성 질환을 효과적으로 예방할 수 있음은 이미 많은 영양학자와 의학자들이 지적한 바 있다.

생물다양성, 그중에서도 농작물의 다양성은 예측 불가능하게 우리의 건강을 저해하는 여러 요인들과 이상 기후나 병해충 창궐 등 먹을거리의 안정적 조달을 위협하는 요인들을 막아주는 일종의 보험 같은 역할을 한다. 이러한 보험 장치가 점점 제거되고 있다고 생각하면 아찔한 느낌이 들지 않을 수 없다.

식품 이동 거리를 축소시켜라

생물다양성의 감소와 정반대로 점차 늘고 있는 것이 푸드 마일식품 이동거리이다. 이는 신자유주의의 확산으로 최근 농식품 무역이 활발해지면서 나타난 현상이다. 전 세계적으로 매년 약 9억t의 먹을거리가 국가간 무역 등의 방식으로 운송되고 있는데, 이는 지난 40여 년간 규모가 4배 이상 신장했다[1]. 자유무역협정FTA과 세계무역기구WTO의 도하개발아젠다DDA 협상 추진 등으로 관세가 낮아지거나 사라지면서 국경을 넘어 지구 반대편까지 가고 오는 농식품들이 흔해졌다.

비교우위에 있는 농식품은 북미와 중남미, 동남아, 호주, 그리고 중국에 많다. 이들 지역은 토지 임차료와 인건비가 대체로 낮고 호당 경지면적이 넓어 농산물의 가격 경쟁력이 높다. 낮은 관세나 무관세를 틈타 저가로 지구촌을 누비는 대표적 농식품이 바나나다. 에콰도르나 필리핀 산 바나나는 웬만한 국가의 청과도매시장과 대형할인점들을 모두 점령하고 있다. 이들이 대체하는 것은 현지의 과일들이다. 바나나는 1993년 우루과이라운드UR 협상 타결로 개방이 가속화하면서 지구촌 과일의 대명사로 군림하게 됐다.

뉴질랜드산 키위나 미국산 네이블Navel 오렌지, 칠레산 포도, 중국산 마늘과 양파 등도 지구촌을 평정하고 있는 농산물들이다. 심지어 신선도 유지가 어려운 잎채소류가 지구촌 각국을 동네 마당 드나들 듯 활보하는 것을 보면 벌린 입이 잘 다물어지지 않는다. 한 예로 중국이나 미국산 양상추가 세계 각국의 시장을 휩쓰는 것을 들 수 있다. 또 뉴질랜드와 호주산 사슴고기가 다이어트용으로 유럽에, 호주와 미국 및 캐나다산 쇠고기가 일본과 한국 등지에 수출되는 것을 보면 농식품의 국경은 이미 그 의미가 상당 부분 퇴색했다고 할 수 있다.

그러나 가격 경쟁력을 앞세워 지역 먹을거리를 몰아내는 수입 농식품들을 결코 긍정적 시각으로만 바라볼 수는 없다. 왜냐하면 먹을거리의 국가간 또는 지역간 운송에는 적지 않은 화석연료가 사용되고, 이것이 지구 환경 악화에 일조하기 때문이다. 더욱이 오랜 운송기간 중 각종 위해요소에 노출될 가능성이 커지거나 신선도와 맛이 떨어지는 등의 문제는 농식품의 본래 기능이 인간의 생명력 유지에 있음을 감안할 때 우려되는 점이다.

영국 잉글랜드 주의 경우 지역 먹을거리에 비해 수입 먹을거리를 소비하는 데 배출되는 이산화탄소의 양은 평균 655배에 달한다는 지적이 있다. 이산화탄소 배출량을 비교하면 58g대 38kg이다. 딸기는 미국 캘리포니아로부터 8,772km, 브로콜리는 과테말라로부터 8,780km, 강낭콩은 태국으로부터 9,532km 날아온다. 블루베리는 뉴질랜드로부터 18,835km, 쇠고기는 호주로부터 무려 21,462km, 감자는 이탈리아에서 2,447km, 당근은 남아프리카공화국으로부터 9,620km 각각 이동해 온다.[2]

미국 아이오와 주의 경우 수입 먹을거리의 운송 거리는 다음과 같다. 적양배추, 양파, 강낭콩, 노란 고추, 당근, 토마토 등은 캘리포니아로부터 각각 2,720km, 감자는 아이다호로부터 2,080km, 소 목살은 콜로라도로부터 1,080km 이동해 온다. 아이오와 주의 지역 농식품은 평균 74km를 이동했으나 미국 내 다른 지역에서 생산해 아이오와 주로 이송된 농식품은 평균 2,577km를 이동했다. 다른 주에서 들여다 먹는 농식품이 아이오와 주 지역 농식품에 비해 석유 소비는 4~17배, 이산화탄소 배출량은 5~17배나 많은 것으로 분석됐다.[3]

심지어 농식품 수입국이 같은 종류의 식품을 상대편 국가에 수출하는 예도 허다하다. 영국은 유제품, 돼지고기, 양고기 등을 미국, 캐나다, 호주 등으로부터 수입하는 동시에 이들 국가에 같은 농식품을 연간 수억t씩 수출한다.[4] 일본은 중국 쌀을 수입해 주정용이나 가공용으로 사용하지만 반대로 고급 일본쌀을 상하이와 베이징의 백화점과 대형할인점에 보내 중국 내 부유층의 소비를 유도하고 있다. 로컬 푸드의 관점에서 바라볼 때 이는 합리성이 상당히 결여된 먹을거리 이동이다. 그러한 방식의 수출입으로 가격 면에서 소비자 만족이 실현될지 모르지만, 농식품의 신선도 저하와 안전성 위협, 그리고 이중으로 발생하는 온실가스 효과는 정확히 계산하기 힘든 부정적 요소들이다. 때문에 오늘날 신자유주의 물결에 편승한 농식품의 무역 확대에는 경계의 시각이 따라다닐 수밖에 없다.

2005년 교토의정서Kyoto protocol 발효로 EU를 비롯한 주요 산업국의 온실가스 배출량이 규제되고 있지만, 배출의 주범인 자동차와 선박 등이 상당 부분 식품 수송과 관련돼 있다는 점을 재인식해야 한다. 영국의 경우 지난 20년 간 농식품 이동거리가 50% 증가했으며, 농식품 운송 트럭이 전체 도로 운송의 40%를 점유한다. 다른 나라들도 사정이 이와 비슷하다고 볼 때 유엔의 기후변화협약 회의에서 농식품 이동거리와 관련한 온실가스 배출 문제를 별도 의제로 채택해 다룰 필요도 있다.

전원도시 건설과 도시농업

푸드 마일 축소를 위해 고려해볼 만한 것이 전원도시Garden City 건설과 도시농업City Farming이다. 전원도시는 1898년 영국의 건축가이자 도시계획가인 에벤저 하워드Ebenezer Howard가 그의 저서 『내일의 전원도시Garden Cities of Tomorrow』를 통해 제안했다. 전원도시는 시민에게 녹색의 위안을 주기 위해 공원과 채소 정원, 그린벨트 등의 확보를 강조했다는 점에서 현대의 일반 도시와 차별화된다.

하워드의 전원도시는 대공황 시대 미국에서 건설된 그린벨트 도시들과 전후戰後 영국의 신도시들, 1960년대에 건설된 컬럼비아와 메릴랜드 등 미국의 최소 16개 계획도시, 그리고 오늘날 포틀랜드와 오리건을 둘러싸고 있는 공원 등에 그 흔적이 남아 있다. 여기서는 기존 전원도시와 달리 농식품 생산과 관련된 전원도시에 대해 알아본다.

근대 및 현대 문명의 엔진은 도시에서 농업을 몰아내 왔다. 농업을 포함한 자연계의 동식물이 떠난 자리를 현대의 인공 건축물과 사람들이 채우고 있다. 21세기에는 지구인 가족의 절반이 도시에 산다. 남북 아메리카와 유럽, 일본 등에서는 인구의 70~80%가 도시에 거주하며[1], 심지어 한국인은 90%가 도시인이다. 이러한 인구의 도시 집중 현상은 갈수록 푸드 마일을 길게 하며, 정책당국으로 하여금 안전한 식품의 안정적 조달에 대해 깊이 고뇌하게 하고 있다.

도시농업을 강화한 전원도시는 이같은 문제 해결의 실마리를 제공할 수 있다. 얼핏 농사는 시골에서나 짓는 것으로 생각하기 쉽지만 도시 공간에서도 얼마든지 가능하다. 도시의 자투리땅을 활용한 텃밭농사, 가정집 정원에서의 채소농사, 아파트의 발코니나 베란다를 활용한 미니 가든 조성, 옥상 텃밭 등을 통해 신선한 먹을거리를 생산할 수 있다. 커피 전문점의 커피 찌꺼기나 레스토랑 혹은 일반 가정집의 음식물 쓰레기를 잘 발효시켜 사용하면 유기농산물 생산도 가능하다. 이러한 움직임이 붐을 이룰 때 농업형 전원도시의 위력이 발휘될 수 있다.

도시의 자투리땅에서는 항상 먹을 수 있는 주요 채소나 과일농사가 적합하다. 다만 이 경우 공해물질이 발생하는 공장이나 간선도로 부근은 가능한 한 피하는 것이 좋다. 농작물이 중금속 등에 오염될 수 있기 때문이다. 가정집 정원의 채소농사는 키친 가든 형태로 운영하는 것이 바람직하다. 아파트 발코니나 베란다의 체소정원은 꾸리기가 쉽지 않지만, 이 또한 주부의 정성에 따라 얼마든지 가능하다. 아파트 공화국이라 불릴 정도로 도시마다 아파트가 빼곡 들어찬 한국에는 베란다 정원을 통해 도시농업의 첨병 역할을 하는 주부들이 적지 않다. 맨해튼 중심가의 마천루에서조차 양상추, 토마토, 오이 등을 재배하는 옥상 텃밭이 운영되고 있음을 볼 때 도시농업의 가능성은 무한하다고 할 수 있다.

이같은 도시농업의 제1의 순기능은 가족이 마음 놓고 먹을 수 있는, 신선하고 안전한 채소와 과일의 조달이다. 제2의 순기능은 농사 자체가 자연스런 운동이 된다는 점이다. 땀 흘려 채소를 가꾸노

라면 굳이 돈 들여가며 헬쓰장gym에 다닐 필요도 없다. 캐나다 토론토 식량정책협의회Food Policy Council의 웨인 로버츠Wayne Roberts는 도시 농사가 가져다주는 이 두 가지 이점을 "공공 보건의 새로운 지평을 여는 장점"이라고 말한다.

도시농업의 또 다른 중요성은 농식품의 자체 조달을 통해 푸드 마일을 대폭 줄임으로써 온실가스 배출량을 경감시킬 수 있다는 데서 찾을 수 있다. 채소나 과일 재배는 탄소동화 작용을 통해 도시 공간의 이산화탄소 양을 줄이고 열섬 효과를 낮추는 기능도 한다. 이밖에 녹색 기운이 제공하는 정서적이며 편안한 분위기도 도시 농업이 가져다주는 장점이다. 이는 도시의 아름다움 창출과 범죄 예방에도 기여한다. 그런가 하면 도시의 순수 녹지나 공원 등은 대개 납세자가 낸 세금으로 유지 보전되지만, 도시농사는 비용을 주민 스스로 해결하게 된다는 차이점도 있다.

아시아의 경우 베트남 하노이는 신선 채소의 80%, 중국 상하이는 신선 채소의 60%, 태국 방콕은 대부분의 엽채류가 도시에서 수확된다. 유럽의 경우 러시아 상트페테르부르크는 500만 명에 이르는 시민의 절반 이상이 뒤뜰, 지하실, 옥상, 집 주변 공터나 도시 외곽의 농장인 다차dacha에서 먹을거리를 기른다. 포르투갈 인구의 3분의 1가량이 사는 수도 리스본에는 채소와 꽃을 비롯해 양질의 포도를 재배하는 농장이 길가에 흔하다. 미국에서는 과일의 79%, 채소의 69%, 유제품의 53%가 거대 도시 지역이나 빠르게 성장하고 있는 인근 카운티들에서 생산된다.[2)]

일본은 인구 500만 명 이상의 거대 도시인 도쿄, 오사카, 교토, 나고야 등이 상당 부분 전원도시 풍이다. 집집마다 작은 정원을 두고 취미로 농사짓는 것은 일본인들의 오랜 전통이다. 런던 같은 대도시에서도 집집마다 원예가 발달한 것을 보면, 빌딩 건설과 도시의 확장에 매달리는 신흥 공업국들이 국민의 삶의 질 향상을 위해 어떤 노력을 해야 하는지 알게 된다.

쿠바의 수도 아바나는 농업형 전원도시의 전형이다. 아바나에서 소비되는 신선 농산물의 90%가 도시 내부 및 근교에서 생산되는 것으로 추산된다. 이 사실만으로도 아바나는 거대한 농업도시임을 알 수 있다. 쿠바는 1990년대 초 구소련의 붕괴와 미국의 경제 봉쇄 조치로 농약, 화학비료와 석유 수입이 중단됐다. 이에 따라 농식품을 생산해 농촌에서 도시로 운송할 방법이 없었다. 위기를 느낀 정부 관료들은 농약이니 화학비료 없이 농사지을 수 있는 기술을 보급했고, 도시농장을 늘려나갔다. 3년 후 농업 생산량은 80% 수준까지 회복됐으며 오늘날에는 100%의 자급률을 달성하고 있다. 덕분에 아바나 시민들은 항상 신선한 유기농산물을 식탁에 올리는 복을 누릴 수 있게 됐다.[3][4][5]

이상의 사례에서도 확인할 수 있듯이 농업형 전원도시 추구는 인류의 건강 및 행복 증진과 직결된다. 전원도시는 푸드 마일을 줄여 지구 환경보호에 기여하고, 농식품의 자가 생산으로 식탁의 안전성safety과 안정성stability을 확보할 수 있다는 점이 장점이다.

생태계와 인간의 상호 연결

전원도시는 인간이란 '작은 자연'이 다른 작은 자연들새, 조경식물, 농작물 등과 함께 살 수 있도록 많은 부분을 배려한다. 어차피 인간도 자연의 일부이므로 자연과 완전히 유리돼서는 살기 어렵다. 자연을 멀리하면 할수록 삶은 왠지 불편하고, 가까이 하면 할수록 삶은 아늑하다. 그런 점에서 생태 네트워크ecological network와 인간의 필연적 관계를 상정하지 않을 수 없다.

특히 도시든 시골이든 지역 전체를 하나의 생태 네트워크로 인식하는 사고의 전환은 인간의 지속가능한 삶을 위해 중요하다. 심지어 지구 전체를 하나의 살아 있는 유기체로 보는 이론도 있다.[1] 그런 거창한 주장은 아니더라도 사람이 삶의 뿌리를 내린 일정 지역을 하나의 유기체적 체계로 보고 그곳의 생물 다양성과 자립성, 안전성, 물질 순환성 등을 잘 유지하는 일이 필요하다.[2]

다시 말해 하나의 생태 네트워크 안에 존재하는 인간을 전제해야 하는 것이다. 여기서 네트워크란 망상網狀, net shape 구조와 같은 수직선과 수평선이 교차하는 체계를 의미한다. 그러므로 생태 네트워크란 생태 체계가 그물망처럼 촘촘하고 조화롭게 연결돼 있는 세계로 정의할 수 있다.

한편 '생태 네트워크에 대한 부정=조화로운 삶의 균열'이란 등식의 성립도 가능하다. 이러한 등식의 사례를 앞의 '농식품의 지나친 이동 거리'에서 살펴봤다. 인간이 생태계와 연결된 삶을 영위할 수밖에 없는 존재임을 전제할 때 자신의 생태계가 아닌 곳에서 생산한 농식품을 먹는 것은 우선 조화로움의 훼손이란 결과를 낳는다. 이는 결국 인간의 육체적, 정서적 안정성을 저해할 수 있다.

자유무역의 촉진으로 식품의 국가간, 지역간 이동이 역사상 가장 활발한 시대에 우리가 살고 있다. 도시의 수많은 편의점과 농산물 시장들은 국적과 지역이 서로 다른 식품들로 가득하다. 식품들은 오랜 유통 과정에서 신선도를 유지하도록 각종 신기술과 냉장 또는 냉동 기술을 적용받는다. 그렇게 해서 부패나 변질을 막을 수는 있어도 식품이 본래 지니고 있던 충일한 생명력을 온전히 보전하기란 쉽지 않다.

그러므로 농식품의 온전한 생명력을 받아들여 건강을 지속하기 위해서는 생태 네트워크 안의 것을 섭취하는 것이 중요하다. 적어도 자기가 살고 있는 지역과 가까운 곳의 농식품을 조달받는 판단이 요구된다. 그런 점에서 유기농산물이라 하더라도 다른 국가나 너무 멀리 떨어진 지역에서 생산된 것을 가져다 먹는 것은 재고할 여지가 있다.

기후풍토와 계절, 토양 그리고 산천경개가 고만고만한 일정 생태계 내에서 다른 생물종과 공존하며 물질 순환을 이루는 인간의 삶은 복잡다단한 현대사회에서 실천하기 쉽지 않다. 그러나 생태 네트워크에서 멀다는 것은 식품의 생태주의가 소홀히 여겨진다는 의미이기도 하므로 공공 건강 측면에서 주의 깊은 관찰을 요한다. 식품 관련 공공 정책은 생태계와 인간의 상호 연결성을 높이는 방향으로 작동할 필요성도 제기된다.

생태계와 어울리는 농업

생태계ecosystem란 어떤 지역 안에 사는 생물군과 이것들을 제어하는 빛·기후·토양 등 환경적 요인이 종합된 복합체계를 말하며, 영국의 식물학자 아서 탠슬리Arthur G. Tansley가 처음 이 용어를 사용했다. 본래 일정한 생태계 내에서는 생산자녹색식물와 소비자동물 및 분해자세균 또는 미생물가 그들을 둘러싸고 있는 환경과 밀접한 관계를 맺고 살게 된다. 그런데 현대의 농업이 그러한 관계에 균열을 초래하고 있다. 다시 말해 다양한 농업 투입 요소들이 과학의 얼굴을 한 채 생태계 내에서 이단자 역할을 하고 있는 것이다. 이에 따라 농업이 생태계와 새롭게 조화를 추구해야 한다는 주장이 나름대로 설득력을 얻고 있다.

현대농업의 부작용과 관련한 비근한 예가 화학비료의 남용으로 인한 토양 파괴다. 비료는 현대농업에서 빼놓을 수 없는 투입 요소다. 비료는 농작물이 흡수한 양분을 토양에 알맞게 되돌려주기 위해 투입하는 자재다. 양분을 보충해주지 않으면 작물의 생산량은 점점 감소해 토지의 생산력을 유지하기 어렵다.

특히 화학비료는 시비했을 때 신속하게 효과가 나타나 현대농업의 의존도가 매우 높다. 문제는 이러한 화학비료의 남용으로 토양이 산성화하거나 작물이 생육장애를 일으키기도 한다는 점이다. 농약 역시 살균제, 살충제, 제초제 등으로 나뉘어 광범위하게 사용되지만 사람 및 가축에 대한 독성과 생태계에 대한 부작용이 끊임없이 지적돼 왔다.

자연농업이나 유기농업, 생태농업 등의 지지자들이 현대농업의 한계점에 대한 저항의 수위를 높이고 있다. 이들의 주장은 공통분모를 갖는다. 즉 농업은 생태계와의 충돌을 줄여야 한다는 것이다. 그러나 농업은 비록 원시적인 것이라 하더라도 인위적 손길을 전제로 하므로 생태계와의 갈등을 피할 수 없다. 다만 갈등을 최소화하는 과제가 남아 있을 뿐이다.

바람직한 농업의 모습은 토양과 수자원을 보호하고, 생물다양성을 지키며, 기후 변화를 완화하는 가운데 건강한 농식품을 생산하는 것이라 할 수 있다. 이는 조화로움을 전제로 한 농업과 생태계의 새로운 관계 형성을 통해 달성할 수 있다.

생태계와 조화를 이루는 작물 재배는 토양을 잘 가꿔 작물이 인공 비료 대신 건강한 토양 속의 영양 성분을 충분히 흡수토록 하는 것이다. 그렇게 할 때 영양 성분이 고농도로 농축되며, 특히 인체가 필요로 하는 철분, 마그네슘, 비타민 C 및 항산화물질들이 풍부해진다. 또한 작물 중의 필수 아미노산 배합도 더욱 균형을 이룬다.[1)]

생태계와 어울리는 축산은 가축의 건강과 복지의 최적화에 신경 쓴다. 즉, 영양분이 균형을 이룬 사료 급여, 충분한 사육 공간 확보 등으로 가축의 성장과 정신적, 신체적 안정을 돕는다. 성장 촉진제 등 항생제의 과다 사용을 통한 생산량 극대화는 목표가 아니다. 생태계와 조화를 이루는 축산 농장은 각종 질병 발생이 적고, 광우병

이 발생한 사례도 없다.[2)]

가장 바람직한 농업은 작물과 가축이 토양과 햇빛, 물, 기후 등에 둘러싸여 지속적으로 성장하도록 돕는 것이다. 곡식, 채소, 과일 그리고 가축들의 건강은 생태계의 건강과 분리해서 생각할 수 없다. 건강한 토양이 건강한 작물을 만들고, 이들 농작물은 다시 동물과 인간의 건강을 촉진하게 된다. 건강한 농·수·축산물을 소비한 인간은 자연 경관, 기후, 물, 공기, 생물다양성 등 주위 환경을 보호하고 그들을 이롭게 하는 역할을 수행하게 된다. 건강은 생태계 내에서 어떤 전체성wholeness과 보전integrity의 개념으로 볼 수 있다. 이를 위해 농업이 생태계와 원만한 관계를 복원토록 하는 과제가 21세기 인류에게 다가와 있다고 할 수 있다.

유기농업은 건강하다

생태계와 조화를 이루는 농업의 전범典範이 유기농업이다. 유기농업은 최근 전 세계적으로 지속적인 성장세를 나타내고 있다. 글로벌 수요의 뒷받침 덕분이다.

국제유기농연맹IFOAM 자료[1]에 따르면, 유기농 식품의 글로벌 수요는 매출액 기준으로 2006년 한 해 50억 달러 이상 증가할 만큼 탄탄하다. 2006년 세계의 유기농 식품 매출액은 386억 달러로 2000년 180억 달러의 두 배 이상을 기록했다. 소비자 수요는 주로 EU와 북아메리카에 집중돼 있다. 이들 두 지역이 글로벌 수요의 97%를 담당한다. 아시아, 라틴 아메리카, 오스트레일리아 등은 유기농 식품의 주요 생산 및 수출 전진 기지다.

2006년 현재 세계적으로 3,040만ha에서 유기농업이 행해졌으며, 농장은 70만 개소에 이른다. 이는 세계 경지면적의 0.65%다. 오세아니아주가 전체의 42%로 가장 넓고 다음은 유럽24%, 라틴 아메리카16% 등의 순이다. 국가별로는 오스트레일리아가 1,230만ha로 가장 넓고 다음은 중국230만ha, 아르헨티나220만ha, 미국160만ha 등이다. 관행농업 대비 유기농업 면적의 비율이 가장 높은 곳은 유럽 국가들이다. 모든 대륙에서 유기농업 면적이 증가해 왔다.

이처럼 유기농업 면적과 유기농 식품 수요가 증가하자 이에 대한 비판적 시각이 끊임없이 뒤따르고 있다. 대표적인 것은 일반 식품 옹호론자들의 비판이다. 유기농 식품 및 유기농업에 대한 그들의

비판은 대체로 다음의 6갈래로 모아진다.[2)]

- 유기농 식품은 비유기농 식품에 비해 건강에 유익하지 않다.
- 유기농업은 환경에 더 유익하지 않다.
- 소비자는 유기농 식품 구입에 너무 많은 돈을 지불한다.
- 유기농업은 가축에게 나쁘다.
- 유기농업은 사회적으로 더 이상 정당화될 수 없다.
- 유기농업의 핵심 철학 "자연은 좋고 인공은 나쁘다" 은 지극히 단순하다.

이 가운데 가장 날선 비판은 유기농 식품이 비유기농 식품에 비해 건강에 유익하지 않다는 주장일 것이다. 일반 식품 옹호론자들은 유기농 식품과 비유기농 식품 간에 영양적 차이가 거의 없으며, 유기농 식품은 식중독을 초래하는 박테리아나 알레르기 유발 물질을 지녀 건강에 해로울 수 있다고 강조한다.

일반 식품은 농약을 안전사용 범위 내에서 사용하는 반면 유기농업의 일부 자연농약은 건강에 해로운 점이 확인됐다고도 한다. 특히 자연농약은 효율성이 낮아 많은 양을 사용해야 하므로 더 위험하다는 논리다.

일반 식품 옹호론자들은 유기농 식품이 너무 비싸며, 맛있어 보이지 않고, 소비자 기만도 근절되지 않는다고 말한다. 또 유기농 경영에서 가축들은 백신과 항생제를 이용한 수의학적 치료를 받지 못하는 한계가 있다고 한다. 반면 관행 축산에서는 가축 생산성이 뛰어나다는 주장이다. 그들은 유기농업의 생산량이 증가하는 세계 인구를 먹여 살리기에 턱없이 모자란다는 논리도 내세운다.

이러한 논리들은 나름대로 설득력이 있어 보이지만, 이에 대한 유기농 식품 옹호론자들의 자기 방어 논리도 만만치 않다. IFOAM이 내세우는 다음의 '유기농업 원칙The Principles of Organic Agriculture' 4가지[3]에 그들의 논리가 함축적으로 잘 나타나 있다.

- 건강의 원칙
- 생태계의 원칙
- 공정성의 원칙
- 책임의 원칙

이 원칙은 유기농업의 기초를 이루는 철학이다. 유기농 식품 옹호론자들은 이에 입각해 다음과 같이 그들의 입장을 피력한다.

우선 유기농 과일과 채소는 인공 비료 대신 건강한 토양으로부터 영양분을 흡수한다. 이들 채소, 과일은 영양분을 일반 식품보다 더 고농도로 응축하고 있다.

유기농으로 사육한 가축들은 번식과 병후 회복 능력이 뛰어나다. 질병 감염 위험성이 낮고 고기에 지방이 이상적으로 침착해 불포화지방 대비 포화지방의 비율이 더 낮다. 식품의 향미가 뛰어나고 맛이 좋아 소화가 잘 된다. 관행농업의 농약은 호르몬과 면역

체계에 부정적 영향을 미치며, 가축용 항생제는 인간에게 항생제 내성을 길러주는 역작용을 한다.

이러한 유기농 식품 옹호론자들의 논리는 유기농 식품이 영양적으로 우수하다는 2008년의 한 연구총람Overview[4]이 잘 뒷받침하고 있다. 이 보고서는 유기농 식품과 일반 식품을 비교 연구한 전 세계의 236가지 실험을 총망라한 것으로, 상당한 객관성과 합리성을 지니고 있다. 이에 따르면 전체의 61%는 유기농 식품이, 그리고 37%는 일반 식품이 영양학적으로 우수한 것으로 나타났다. 영양상의 우수성은 아래의 11가지를 중심으로 파악했다.

- 4가지 항산화물질 측정총 페놀, 총 항산화물질 능력, 케르세틴, 캠퍼롤
- 3가지 주요 비타민비타민 A, C 및 E 전구물precursors
- 2가지 미네랄칼륨과 인
- 질산염높은 농도는 영양학적으로 불리
- 총 단백질

중요한 폴리페놀류와 항산화물질 함량은 전체의 4분의 3에서 유기농 식품이 우세했다. 다만 미국인이 일상적으로 충분히 섭취하는 칼륨, 인, 총 단백질 등의 함량은 일반 식품이 우세했다. 결론적으로 유기농 식물로 만든 식품organic plant-based foods이 일반 식품에 비해 영양 성분이 평균 25% 정도 더 많았다. 이 같은 연구총람의 결론은 전 세계의 유기농업 관련 논문을 총 정리한 가운데 얻어진

것이므로 설득력을 지니지 않을 수 없다.

신토불이, 슬로푸드 그리고 지산지소

유기농 식품이 건강에 유익한 측면을 지니고 있음에도 불구하고 그에 대한 소비자들의 접근은 쉽지 않다. 가격이 일반 식품에 비해 다소 비싼 탓이다. 세계적으로 부유층을 중심으로 유기농 식품의 구매를 늘리는 추세지만, 서민들의 입장은 그렇지 못하다. 이럴 때는 유기농 식품은 아니더라도 가족을 위해 지역 식재료로 전통적인 식탁을 꾸리는 것을 생각할 필요가 있다. 이는 유기농 식품 섭취에 버금가는 건강 증진 효과를 거둘 수 있다.

동서고금을 막론하고 건강한 식단을 달성하는 방법으로 다양한 아이디어들이 도출됐다. 현대적 방법으로는 GAP와 HACCP, Traceability 등이 이와 관련된, 국제적으로 공인된 과학적 접근법들이나. 이와 달리 지구촌의 각 국가, 각 지역에서 예부터 수많은 사람들의 식생활 경험을 통해 축적되고 인정된 방법들이 있다. 바로 지역에서 거둔 신선한 농·수·축산물을 재료로 해 전통적 요리법으로 식단을 꾸리는 것이다.

이를테면 조상대대로 수도작手稻作 문화가 발달한 일본에는 일본인들이 좋아하는 쌀밥 음식이 있고, 돼지고기가 일상적 식재료인 중국인들에게는 그들이 즐기는 탕수육 등의 중화요리가 있다. 인도인들은 카레요리를 즐기며, 이슬람권에서는 돼지고기를 기피하는 대신 양고기와 채소를 섞은 케밥을 자주 먹는다. 닭고기를 곁들인 베트남의 쌀국수와 유럽의 스테이크는 이들 지역 사람들에게 오래

전부터 체질화한 음식들이다.

지역의 식재료를 활용해 전통적 조리법으로 조리하는 이러한 음식들은 세계화의 영향으로 각국의 다채로운 음식이 활개 치는 이 시대에 자칫 고루한 먹을거리로 인식될 수도 있으나 나름대로의 진실성과 건강성을 담보하고 있다. 이는 시식時食이나 신토불이식身土不二食 같은 동양의 식생활 철학에서 그 과학성과 지혜를 확인할 수 있다.

시식은 중국을 중심으로 한 아시아권의 오랜 식생활 지혜로, 제철에 거둔 농수산물이 몸에 좋다는 뜻이다.[1] 사실 자연의 질서를 좇아 태양의 기운과 흙의 영양분을 듬뿍 머금고 성숙한 농산물이야말로 에너지가 충일한 식재료다. 이를 바탕으로 만든 요리는 계절 식재료가 아닌 음식에 비해 각종 미량원소와 에너지가 충일한 것은 두말할 나위 없다.

신토불이는 '자기 몸身과 자기가 발을 딛고 살아가는 흙土은 둘이 아닌不二 하나'란 뜻으로, 제 고장에서 산출된 농식품을 먹는 것이 건강에 좋다는 얘기다.[2] 동양에서는 예부터 '기후풍토와 생활습관은 같다'거나 '우리의 살은 땅의 흙과 같다'는 말이 전해 온다. 이는 자연계와 인체의 상호 관련성을 나타내는 말들이다. 농식품은 이처럼 서로 관련된 몸과 흙의 중간 매개자 역할을 해 양자가 물질적으로 순환하게 하므로 제 고장에서 거둔 농식품이 체질에 맞고 건강을 잘 돌본다는 논리다. 동양인의 고전적 지혜를 엿볼 수 있는 생각이다.

신토불이는 한국 사회에서 글로벌 트렌드에 대한 방어 차원에서 1980년대부터 음식문화운동으로 확산됐다. 즉, 한국의 농협NACF이 건강에 좋은 국산 먹을거리의 확산을 위한 캐치프레이즈로 채택하면서 한반도는 물론이고 일본 등 동아시아권에 널리 알려지게 됐다. 이 운동의 결과 한국 전역에 지역 농수산물을 기반으로 한 할인점인 하나로마트가 2,000여개 들어섰으며[3], 농산물 포장재마다 身土不二란 한자가 선명하게 인쇄돼 성인은 물론 어린이들까지 그 캐치프레이즈의 의미를 인식할 수 있게 됐다.

신토불이와 유사한 다른 나라의 건강식 운동이 슬로푸드Slow Food와 지산지소地産地消다. 슬로푸드는 지역의 독특한 맛과 전통을 재발견하고, 우리의 삶을 망가뜨리는 패스트푸드를 추방해야 함을 기치로 내걸고 1989년 이탈리아에서 출발한 식문화 운동이다. 대량 생산, 규격화, 산업화, 기계화 등을 통한 전 지구적 미각의 동질화를 거부하고 그 대신 국가별, 지역별 특성에 맞는 다양한 전통 식생활을 계승 발전시키는 데 정체성을 두고 있다. 이 운동은

- 소멸 위기에 처한 음식, 식료, 포도주 등 전통문화 보존
- 우수한 품질의 식재료를 공급하는 소규모 생산자 보호
- 소비자와 미래의 주인공인 어린이 및 청소년을 대상으로 한 식생활 교육

등을 3대 지침으로 하고 있다.[4] 이러한 슬로푸드는 이탈리아가 아

니더라도 각국에 오래 전부터 전래되는 향토음식이나 전통음식, 교회음식, 사찰음식, 자연식 등의 형태로 이어지고 있다. 인간을 즉흥적이고 성급하게 만드는 현대사회의 속도 제일주의에 저항한다는 뜻에서 느림의 상징인 달팽이를 이 운동의 상징적 로고로 채택하고 있다.

지산지소는 일본의 건강식 운동 철학이다.[5] 이는 지역에서 생산한 것을 지역에서 소비한다는 의미인데, 풍토에 맞는 일본의 식食과 농農으로 되돌아간다는 뜻도 지니고 있다. 일본에는 예부터 4리 8방16km 이내에서 키운 것을 먹는 게 건강에 좋다는 말이 전해온다. 지산지소는 이 같은 일본인들의 생각이 깃든 개념이다.

지산지소 운동은 일본인들에게 제 고장 농식품 애용 정신을 심어주는 역할을 했다. 일본 농협JA을 중심으로 확산된 이 운동은 일본 전역에 파머스마켓농산물직매소이 출현토록 하는 데 크게 기여했다. 파머스마켓은 그 지역 농민들이 생산한 신선 채소와 과일, 가공식품 등을 팔아주는 판매소다. 2008년 현재 일본 열도에 모두 수백 개의 파머스마켓이 운영되고 있다.

지산지소 운동은 또 지역 레스토랑 등으로의 지역 농수산물 공급, 학교 급식에의 일본산 식재료 공급, 나아가 농가 레스토랑농가가 신선 식재료를 바탕으로 운영하는 향토음식점, 농가 민박, 어린이 농업 체험 등의 그린 투어리즘 활동에까지 확대돼 있다. 이 모든 활동은 제 고장에서 생산자와 소비자가 연대나 교류를 심화해, 서로 얼굴을 대할 수 있는 관계를 형성하는 것을 중요시한다.

이상과 같은 일부 국가의 건강식 운동과 지역 식재료를 바탕으로 한 각국의 전통적 식단은 개개인의 건강한 식생활 형성에 긍정적 영향을 미치고 있다. 조용하고 느긋한 식생활이 가져다주는 건강성과 즐거움은 속도 제일주의와 각종 위해요소의 덫에 걸린 현대인들에게 위안이다. 지구촌 가족의 식탁 주변을 유령처럼 떠도는 유전자조작식품과 복제가축의 식품, 방사선 조사식품, 광우병 쇠고기 등의 불안감으로부터 벗어날 수 있는 방편이기도 하다.

채소, 과일 소비 운동

슬로푸드 등의 음식문화운동과는 내용이 다소 다르지만 현대인의 건강 증진이란 동일한 지향점을 지닌 것이 신선 채소, 과일 소비 촉진 운동이다. 건강식을 거론할 때 이러한 신선 채소와 과일의 중요성을 소홀히 할 수 없다. 현대인이 취약한 비전염성 질환 예방에 신선 채소, 과일 섭취가 효과적임은 수많은 경험 사례들이 말해준다.

『2003 세계건강보고서World Health Report 2003』[1]에 따르면 채소, 과일 섭취 부족은 사망률을 높이는 10대 위험요소 중 하나다. 충분한 과일, 채소 섭취로 매년 270만 명의 목숨을 구할 수 있다. 일상의 식생활에서 채소, 과일 섭취는 심혈관계질환과 특정 암 등의 주요 비전염성 질환 예방에 도움을 준다. 세계적으로 위장 암의 19%, 허혈성심질환ischaemic heart disease의 31%, 뇌졸중의 11%가 채소, 과일 섭취 부족에 기인하는 것으로 추정된다. 채소, 과일 섭취 부족으로 인한 글로벌 질병 부담의 85%는 심혈관계질환으로 인한 것이며, 15%는 암으로 인한 것이다.

다양한 종류의 채소, 과일 섭취는 체내에 대부분의 미량원소micronutrients, 다이어트에 필요한 섬유질, 필수 비영양essential non-nutrient 물질 군群 등의 적절한 공급을 보장한다. 또 채소, 과일 섭취를 늘리면 자연스럽게 포화지방, 설탕 및 소금 섭취가 줄어든다. 뿐만 아니라 가공식품에 늘 따라다니는 인공첨가물과 환경호르몬,

항생제 등의 위해로부터도 벗어날 수 있다. 물론 농약과 화학비료의 오남용으로부터도 완전히 자유로운 채소, 과일이나 유기농산물을 섭취한다면 금상첨화일 것이다.

국가별로 채소, 과일 섭취량이 차이 나는데, 1인당 서유럽은 450g/1일 정도인 반면 후진국은 100g/1일에 못 미친다.[2) 『음식, 영양 및 만성질환 예방에 관한 WHO/FAO 전문가 자문 보고서A WHO/FAO expert consultation report on diet, nutrition and prevention of chronic diseases』는 심장질환, 암, 당뇨, 비만 등과 같은 만성 질환의 예방을 위해 하루에 최소한 400g의 채소, 과일을 섭취할 것을 권한다.[3) 국제암연구소IARC는 채소, 과일 섭취와 암 리스크에 관한 한 국제 리뷰를 통해 '채소, 과일 섭취는 암, 특히 위장관gastrointestinal tract의 여러 암들로 인한 위험을 낮출 수 있다'고 결론 내렸다[4). 이상의 사실로 미뤄 볼 때 서유럽 시민들의 소비량에 근접하는 신선 재소, 과일의 섭취는 비전염성질환의 예방 및 최소화를 위해 필수적임을 알 수 있다.

재미있는 사실은 채소, 과일 섭취 증대를 위해 각국에서 나름대로의 운동이 전개되고 있다는 점이다. 대표적인 예가 미국의 5-a-day다.[5) 이는 지난 1991년 미국 국립암센터가 암 예방을 위해 전개한 것으로, 매일 싱싱한 채소, 과일을 다섯 접시씩 먹자는 운동이다. 10년 이상 이 운동을 펼친 결과 캘리포니아 주에서는 채소와 과일 소비가 50%까지 증가하는 효과가 나타나기도 했다. 또한 성인병 예방을 위해 무엇을 해야 하는지 잘 몰랐던 미국인들 중 60% 정도가 채소, 과일 소비의 중요성을 인식하게 됐다고 한다.

유럽에는 6-a-day와 9-a-day란 운동이 있다. 6-a-day는 덴마크의 전통 건강식 운동이며, 9-a-day는 지중해식 식단의 원조인 그리스인들의 식단 가이드라인이다.[6)] 하루에 과일과 채소를 6접시 혹은 9접시씩 먹어 건강을 챙기자는 운동이다. 이 두 가지 운동을 간소화해 생겨난 것이 5-a-day다.

유럽과 미국인들의 식단에는 전통적으로 육류가 많이 올라간다. 쌀밥에 채소 반찬 위주로 식단을 꾸리는 아시아 국가들의 전통 식생활과는 차이가 있다. 따라서 유럽과 미국인들의 식생활에서는 역사적으로 육류와 채소, 과일의 조화가 부단히 요구돼 왔다. 이같은 요구의 현실화된 모습이 5-a-day나 6-a-day 같은 건강식 운동으로 확산된 것으로 보인다. 5-a-day든, 6-a-day든, 혹은 9-a-day든 신선한 상태의 것을 중요시하므로 제철 농산물 섭취가 권장된다. 이는 그때그때 생산된 농산물을 먹는 게 좋다는 동양의 시식時食 철학과 일맥상통하는 건강식 지혜다.

식탁의 진실성 구현을 위해 이 장에서 살펴본 여덟 가지 고려사항들은 하나하나가 절실한 과제로 지구촌 가족에게 다가와 있다. 선진국이든, 개발도상국이든 갈수록 생물다양성이 파괴되는 현실을 수수방관만 할 수는 없으며, 기후변화와 식품 안전성 저하의 원인이 되는 푸드 마일 문제에 대해 냉정한 고려를 하지 않을 수 없다.

오늘날과 같은 물질문명 시대에도 인간은 생태계와 상호 연결돼 있어야 한다는 자각, 그리고 이와 관련한 농업과 생태계의 새로운 관계 형성 등도 식탁의 로고스logos 회복을 위해 필요하다. 지역의 식재료를 이용한 전통식과 신선 농산물의 소비 증대는 현대인의 건강 증진을 위해 간과할 수 없는 부분임을 독자 여러분은 인식했을 것이다. 이제 다음 장에서는 식탁의 안전성 확보를 위해 구체적으로 어떤 행동을 해야 하는가에 대해 살펴보고자 한다.

식탁을 엎어라 • PART7

식탁 위의 코스모스를 위하여

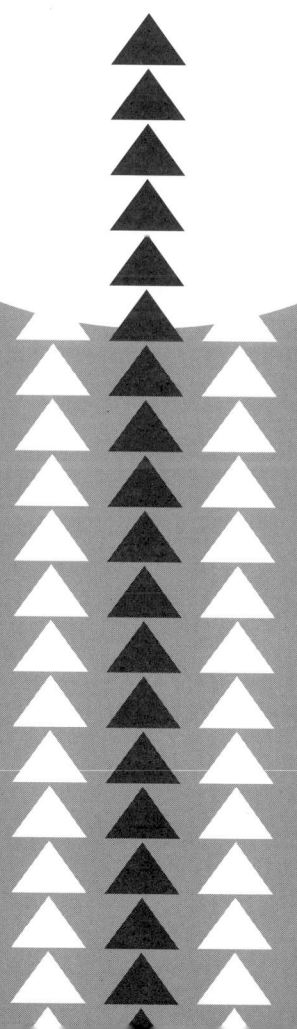

식탁 안전성 확보의 종착점은 가정이다. 가족이 바람직한 식생활을 통해 건강을 잘 유지토록 하는 것은 모든 주부와 가장들의 책임이다. 주위에 식품 오염원이 넘쳐나고 성인병을 유발하는 식재료가 가득한 현실에서 건강한 식생활을 통해 가족의 건강을 지킨다는 것은 말처럼 쉽지 않다. 그렇다고 해서 수수방관만 할 수도 없다. 오늘날과 같은 공해의 시대에 무공해 웰빙 식탁을 꾸릴 수 있는 모든 방안을 찾아내야 한다.

가장 좋은 방법은 안전성에 부합하는 농식품을 직접 길러 거두는 것이다. 키친 가든 등을 통한 농식품 자가 조달은 공해가 또 다른 식품 전시戰時 상황을 만드는 이 시대에 위안이다. 파머스마켓을 통해 '얼굴' 있는 농식품을 고르거나 자체 농식품 망을 구축하는 것도 식탁 혼란을 비껴나가는 요령이다. 안목 있는 쇼핑 주체라면 현명한 쇼핑 관행을 통해 가족의 식탁 안전성을 지킬 수도 있다.

가정을 벗어나서는 거리의 수많은 음식점과 학교, 직장 등의 단체급식이 중요하다. 가정 단위로 식품 오염원과의 전쟁에서 승리하더라도 도시의 식당과 단체급식의 식단이 진실성에 부합하지 않는다면 소용없다. 외식과 단체급식에 코스모스를 부여하는 방안들을 찾아내야 한다. 정부와 기업, 시민 사회단체, 비정부기구, 국제기구 등이 제 위치에서 제 역할을 하는 것도 지구촌 가족의 건실한 식탁 회복을 위해 매우 중요하다.

가장 확실한 안전, 농식품 자가 생산

자가 생산은 농식품의 안전성을 담보하는 가장 확실한 방법이다. 번거롭더라도 유기농법이나 재래농법으로 가족이 필요로 하는 채소를 직접 재배하거나 닭 등의 가축을 몇 마리씩 사육함으로써 농약과 항생제 등의 오남용으로 인한 피해를 비켜갈 수 있다. 자가 생산은 각종 인공 첨가물과 환경호르몬 등 식품 가공 과정에서 뒤따를 수 있는 각종 위해 요인으로부터 벗어날 수 있는 좋은 방편이기도 하다.

가족이 먹을 식품을 자가 생산하기 위해 고려할 만한 것이 텃밭kitchen garden 운영이다. 텃밭은 정원의 한 쪽이나 집 본체의 앞뒤에 적당히 배치한다. 장보기를 대체할 수 있는 채소 10~20가지를 계절별로 재배하면 가족 부식 조달 공간으로서 훌륭한 역할을 할 수 있다. 텃밭은 장식용 식물ornamental plants이나 잔디를 가꾸는 공간과 달리 주로 채소를 조달하는 공간이므로 자칫 모양이 어지러울 수 있다. 그러나 운영자가 얼마나 정성껏 미적으로 가꾸느냐에 따라 화단 못지않은 아름다운 공간이 될 수도 있다.

예를 들면 적근대나 레드치커리, 붉은 로메인상추, 뉴비트 등의 잎채소류를 색색으로 심어 채소밭이면서도 관상 가치를 높일 수 있다. 또 일곱 가지 무지갯빛을 띠는 관상용 가지와 난쟁이 방울토마토, 미니 파프리카 등의 열매채소를 미학적으로 배치하고, 군데군데에 여주나 수세미오이 등의 덩굴채소를 드리우면 작은 플라워 가든flower garden이나 코티지 가든cottage garden 못지않은 정서적인 공간도 연출된다. 좀더 많은 공간 확보가 가능하다면 각종 허브나 토종 나물, 과일나무 등을 심어 부식 조달 범위를 넓힐 수도 있다.

텃밭은 현대판 빅토리 가든victory garden이기도 하다. 워 가든war garden으로도 불리는 빅토리 가든은 제1차 및 2차 세계대전 기간에 미국, 영국, 캐나다, 독일 등에서 사람들이 부식을 조달하기 위해 가꾼 정원이다. 다양한 형태의 식품 오염과 이로 인한 각종 만성 퇴행성질환의 유행 상황에 비춰볼 때 21세기에도 또 다른 의미의 빅토리 가든이 필요하다고 할 수 있다. 그 역할을 할 수 있는 것이 집집마다 주인이 의지만 세우면 가꿀 수 있는 키친 가든이다.

키친 가든에서는 채소, 과일만 거둘 수 있는 게 아니다. 가든의 한 구석에 달걀을 낳을 수 있는 둥지를 갖춰 닭을 한두 쌍 기를 수도 있다. 뉴욕 같은 대도시에서도 시중의 항생제 잔류 달걀 대신 유정란을 가족에게 먹이기 위해 직접 닭을 두어 마리씩 기르는 가정이 있다. 이처럼 키친 가든은 먹을거리 확보와 관련해 다양한 목적으로 활용될 수 있다.

오늘날은 정원이 딸리지 않은 집들이 많아 키친 가든 운영이 쉽지 않다. 도시가 발달하고 인구가 메가 시티Mega-city로 집중하면서 주거 양식이 갈수록 아파트나 맨션 형태로 바뀌어 온 탓이다. 특히 고층 아파트 주민의 경우 집안에서 텃밭을 운영한다는 것은 거의 불가능하다. 이럴 경우 거주지에서 일정 거리 떨어진 클라인가르텐이나 주말농장에의 참여를 고려할 수 있다.

클라인가르텐은 독일인들의 위대한 발명품이다. 농사 체험형 소정원인 이러한 가든은 독일 전역에 약 100만 개가 있으며[1], 유럽 전체를 포함하면 그 몇 배에 달한다고 한다. 한 개의 클라인가르텐마다 작은 오두막과 어린이 놀이 공간, 채소나 과일, 꽃 등을 가꾸는 농작업 공간 등 3요소를 갖추고 있다. 여기서 생산되는 농산물은 자가 소비를 원칙으로 하며 영리 목적의 판매를 금한다. 이곳은 가족의 농사뿐 아니라 가든파티 장소로도 이용된다. 주중에도 시간 날 때마다 들러 채소를 가꾸지만, 주로 주말에 방문해 노동하며 땀 흘리거나 녹색의 싱그러움 속에 휴식을 취한다. 독일인들은 클라인가르텐이 병원 침상을 절약해준다고 믿는다.

독일연방정부의 건축법 제5조는 지방자치단체가 지역 계획을 수립할 때 의무적으로 클라인가르텐 부지를 확보토록 하고 있다. 국민과 녹지를 연결시키려는 독일 정부의 의지가 엿보이는 대목이다. 다른 나라 정부들도 안전 농식품 공급과 관련해 벤치마킹할 필요가 있는 정책 대상이라 생각된다.

주말농장은 서울 등 한국의 대도시 교외에 발달했다. 경치 좋은 지역의 논밭을 빌려 주말에 농사지으며 전원 분위기를 만끽할 수 있는 곳이다. 이곳에서는 주로 채소를 가꾼다. 일부 농장에서는 과일 재배나 가축 사육도 가능하다. 주말농장에서는 20㎡만 농사지어도 4인 가족이 필요로 하는 채소를 계절별로 충분히 얻을 수 있다.

키친 가든과 클라인가르텐 그리고 주말농장은 현대인을 위한 신선 농식품의 보고다. 산소 공급, 공중 습도의 적절한 유지, 무더운 여름철의 기온 저하 외에 항상 제때에 녹색 식품을 선사하는 대지의 냉장고 역할을 한다. 각국 정부는 안전한 농식품의 자가 조달을 위해 이들을 활성화하는 정책을 공공정책의 우선순위에 둘 필요가 있다.

파머스마켓과 '얼굴' 있는 농산물

농식품의 자가 생산에 부담을 느끼는 이들은 파머스마켓에 눈을 돌려보자. 현대인들에게 농장에서 직접 재배한 것에 버금갈 만큼 믿을 만하고 안전한 농산물을 구입할 수 있게 하는 장소가 파머스마켓이다.

파머스마켓은 생산자와 소비자 사이의 거리를 최대한 좁혀주는 공간이다. 대부분 양쪽이 직접 만나 농식품을 사고팔거나, 생산자협동조합 또는 소비자협동조합이 양자 간의 거래를 주선한다. 농식품의 신선도 확보와 위해요소 경감에 중요한 역할을 하는 시장이다.

파머스마켓을 통해 구입할 수 있는 것은 소위 '얼굴을 가진 먹을거리들'이다. 오늘날의 농식품은 대부분 장거리 운반으로 인해 소비자가 생산자를 일일이 확인할 수 없다. 월마트나 까르푸, 코스트코 등 세계 굴지의 대형 할인점들은 심지어 항공기를 이용한 직구매 방식으로 세계 각국의 식품을 매입해 유통시킨다.

따라서 파머스마켓을 통한 지역 먹을거리 거래에는 나름대로의 의미가 부여된다.

파머스마켓은 1990년대 중반 이후 구미 각국에서 농민과 소비자 양쪽으로부터 폭발적인 인기를 얻고 있다.

일례로 협동조합이 발달한 이탈리아와 독일, 영국 등은 협동조합이 직영하는 형태의 파머스마켓 운영이 활발하다. 특히 이탈리아의 경우 볼로냐, 밀라노 등 농업협동조합의 역사가 깊은 지역에서 생산자와 소비자의 유대가 강화된 모습이 눈길을 끈다. 소비자들 가운데 협동조합 매장 단골들이 매우 많다. 이는 협동조합이 품질을 보증하는 농식품이야말로 안전성 면에서도 믿을 수 있기 때문이다. 소비자들은 품질과 안전성을 보장받는 만큼 그 대가를 지불한다. 수입 농산물보다 다소 비싼 값을 지불함으로써 생산농가의 소득을 지지하는 것이다. 이처럼 소비자와 생산자가 상생하는 모습은 식탁 안전의 종착점을 보는 듯하다.

이곳에서는 '농산물 이동거리 0km' 운동도 벌어진다. 지역 먹을거리를 지역 소비자가 가장 가까운 거리에서 소비한다는 측면에서 푸드 마일 제로를 달성하는 것이다. 지산지소와 신토불이 운동을 능가하는 사회운동이라 할 만하다.

파머스마켓은 미국에서도 폭발적으로 증가하고 있다. 미국 전역에서 1994년 1,755개에서 2006년 4,385개로 대폭 늘어난 것으로도 이를 실감할 수 있다.[1] 그 지역 소농들이 자신이 생산한 농산물을 직접 갖고 나와 소비자에게 직판하는 형태다. 미국 농무부 주차장에서는 6월부터 10월까지 매주 금요일에 파머스마켓이 열리는데, 하루 2,500명이 방문하고 있다.[2] 안전하고 저렴한 농식품을 찾는 미국 소비자들의 욕구를 읽을 수 있다.

영국은 1990년대 후반부터 시작해 현재 약 500여개, 호주에는 80여개, 캐나다는 온타리오 주에서만도 120개가 운영되고 있다.

일본은 도로변의 간이농산물직매소나 농협의 농산물 판매장, 생활협동조합의 매장 등이 파머스마켓의 유형들이다. 한국은 전국적으로 1,200여 지역농협마다 진화한 파머스마켓 매장인 하나로마트를 운영하고 있다. 하나로마트보다 발달한 하나로클럽이 대도시에서 우수 농산물과 소비자를 이어주는 역할을 하는 것을 보면 금석지감이 느껴진다.

파머스마켓에서는 생산자와 소비자가 직접 만나 대화와 흥정을 함으로써 신뢰를 높일 수 있다. 안전, 안심을 원하는 소비자의 욕구를 얼굴 있는 농산물과 신뢰가 충족시킨다. 생산자 실명제나 원산지 표시, 혹은 GAP나 유기농 인증을 받지 않더라도 생산자를 알 수 있어 좋고, 불량품일 경우 쉽게 리콜할 수 있다.

마켓은 소비자와 농민들의 질박한 대화와 웃음이 흐르고, 사람들의 웅성거림으로 가득하다. 일부러 유기농 달걀을 사러 온 젊은 부부, 평소 안면 있는 농부의 채소를 사려고 장바구니 들고 나다난 주부 등을 만날 수 있다. 대형 할인점과 메이저 식품 기업들이 주도하는 먹을거리 체계와는 다른 사회학이다.

안전 농식품 망 구축과 시민지원농업

안전 농식품을 연중 안정적으로 조달받기 위해 또 한 가지 고려할 만한 것이 안전 농식품 망 구축과 시민지원농업이다. 이는 소비자 가족이 농어가와 네트워크를 형성함으로써 달성할 수 있다.

현대인들은 상당수가 고향을 두고 있다. 고향 마을에는 부모, 형제나 친척들, 혹은 친구들이 살고 있을 것이다. 그들은 농식품 네트워크 구축을 위한 좋은 파트너가 될 수 있다. 이를테면 부모나 친척들이 놔먹이는 토종닭으로부터 달걀을 가져다 먹는 것이다. 시중의 달걀들이 항생제 잔류 가능성 있는 무정란이라면, 이들 토종닭이 낳은 달걀은 유정란이란 점이 다르다. 부화되지 않는 무정란보다 병아리가 나올 수 있는 유정란이 더 진실에 부합한 식품임은 재삼 강조할 필요도 없다.

우유는 골격 발달 등에 필요한 우수 식품으로 알고 있지만 이를 생산하는 젖소가 동물성 사료나 유전자 조작 곡물 사료를 먹고 지낸다면 우유에 대한 생각이 달라질 수 있다. 고향 목장에서 소량이어도 양질의 유기농 우유가 생산된다면 이를 마다할 필요가 없을 것이다. 토마토, 딸기, 오이 등의 과채류나 여러 가지 잎채소들, 그리고 사과, 오렌지 등의 과일도 마찬가지다. 먹을거리를 정직하게 키워내는 친인척이나 친구들을 찾아내 그들과 연결고리를 맺음으로써 가족의 건강을 돌보는 것은 이 시대 도시 가장이나 주부들의 책임이다.

도시에서 태어나 고향 농촌이 없는 이들이라면 학연이나 클럽 활동 등을 통해 우수 농식품 생산지로의 접근을 시도해 본다. 낯선 지역이라 해도 가족의 건강을 돌봐야겠다는 의지만 강하다면 농약이나 항생제와 거리가 멀고 각종 위해요인으로부터 자유로운 농식품을 찾아내는 것도 그리 어렵지만은 않다.

또 다른 방법은 그린 투어리즘green tourism 프로그램을 활용하는 것이다. 농촌 여행 중에 안심하고 먹을 수 있는 청과류나 수제 향토식품 생산 농가와 인연이 닿을 수 있다. 연중 몇 차례의 농촌 여행으로도 가족의 주·부식을 일정 부분 조달하는 연결고리를 찾아낼 수 있다. 그 다음에는 서로 믿음을 확인하며 먹을거리를 주고받는 일만 남는다.

일본에는 반딧불이나 사쿠람보cherry 등의 농장 체험 프로그램이 인기다. 특히 도쿄 인근의 반딧불이 체험농원은 도쿄 시민들이 많이 찾는다. 반딧불이가 날아다니는 지역은 저절로 무공해 농산물 생산지로서의 이미지를 갖는다. 반딧불이콩, 반딧불이사과, 반딧불이쌀 등 이 곤충 이름을 브랜드화한 농산물들에 도시 관광객들이 열광한다. 농장에서 하루 이틀 숙박하고 나면 도쿄에 돌아가서도 그 가족의 식탁에는 안전, 안심을 담보하는 반딧불이 농산물이 오르게 된다.

한국에서는 전국적으로 수많은 팜스테이farm stay 프로그램이 운영되고 있다. 소비자 가족은 팜스테이를 하며 송어잡기 체험, 래프팅, 산나물 채취, 산악 트레킹, 야생화 체험, 산림욕, 벼논 메뚜기 잡기 등을 할 수 있다. 포도원 시낭송회나 감귤 과원의 전원 음악회 참가, 밤하늘 별자리 찾기, 황금마차 타기 등은 각별한 추억을 남기는 이벤트들이다.[1] 프로그램의 전통이 깊고 진실할수록 그 농장의 농산물들도 진실성이 높아지는 경향이다. 농장을 체험한 소비자 가족은 그 후 수차례 방문하면서 농장 식구와 친인척이나 친구 같은 관계를 형성하게 된다. 이 같은 유대관계는 좋은 식탁을 꾸려가는 데 필요한 대안이 될 수 있다.

한편 선진국을 중심으로 확산 추세인 시민지원농업Community Supported Agriculture도 '질서의 밥상'을 꾸리는 데 효율적인 방안이다. 이는 농업인이 제철에 거둔 농산물을 회원 고객에게 보내고 회원은 정기적으로 일정한 회비를 송금하는 방식이다. 농업인은 소득을 안정적으로 보장받아 좋고 소비자는 '신선한 자연'을 그때그때 조달받을 수 있어 행복하다. 물론 이 경우 도시 가정과 농가는 인격적인 신뢰 관계를 맺어야 한다. 미국에는 시민지원농업 방식의 농장이 1만 2,549곳, 일본에는 1,000여 곳이 있으며 이에 참여하는 일본 소비자는 1,600만 명이나 된다.[2] 농업의 생태적 전환을 촉진하는 기본 축으로서 매우 유용하다.

불교의 인드라 망Indra net은 무수한 투명 구슬로 만들어진 그물이다. 이 세상 모든 생명체가 그물코처럼 연결돼 있다는 내용으로, 불교 철학의 양대 산맥 중 하나인 연기론緣起論을 설명할 때 자주 쓰인다. 믿음이 바탕을 이룬 도시인의 안전 농식품 공급 망이야말로 생명의 인드라 망이다.

안전 농식품 쇼핑의 일반 원칙

농식품 자가 조달이나 자체 농식품망 구축이 여의치 않은 현대인들이 부지기수다. 특히 현대판 사막과 다름없는 거대 도시에 거주하는 이들은 대부분 운명적으로 농식품 생산지와 유리된 생활을 해야 한다. 주위에는 파머스마켓도 없다. 오로지 대형마트의 현란한 광고들만 시선을 잡아끈다. 이럴 경우는 부득불 대형마트일지라도 최대한 우주적 질서에 접근한 식품을 찾아내 장바구니에 담는 노력을 기울이는 수밖에 없다.

대형마트에서 농식품을 쇼핑할 때 우선적으로 염두에 둬야 할 점이 식품 이동 거리다. 글로벌 체제의 대형마트일지라도 신선 농수산물은 지역 산을 공급함을 원칙으로 내세우는 곳들이 있다. 가까운 지역에서 생산해 가져다 놓은 농수산물이 신선도와 신뢰성 면에서 더 나은 편이다.

물론 다른 나라 등 먼 데서 온 것이 꼭 나쁘다고 단정할 수는 없다. 개중에는 제반 안전장치를 갖춰 지역 산보다 안전한 것들도 있다. 문제는 오랜 이동거리로 인한 식품의 '피로'와 이를 완화하기 위해 사용하는 식품첨가물, 방부제 따위다. 따라서 같은 값이면 지역 산을 선호하는 것이 낫다고 할 수 있다.

다음으로 관심을 기울여야 할 점은 식품의 진실성이다. 대형마트 매장에 진열된 농식품들이 안전성 면에서 진실한지, 그렇지 않은지는 쇼핑 고객이 면밀히 감별하는 수밖에 없다. 다행히 이를 돕는 장치들이 많다. 이를 테면 지역 명칭 통제 시스템controlled place name system 속에서 생산된 식품이나 유기농 인증, 농산물우수관리제GAP, 동물복지, 해썹HACCP 등을 통해 나온 식품인지 아닌지 알아보는 것이다. 농약 대신 천적곤충을 사용해 생산한 농산물도 안전성이 우수한 식품이다. 농식품마다 포장지에 표시된 이 같은 내용을 꼼꼼히 살펴 진실성 정도를 확인하는 것은 가족의 건강을 책임지는 쇼핑 주체의 의무다.

물론 이런 방식의 쇼핑은 장바구니 물가를 높인다는 단점이 있다. 그러나 안전성을 전제로 할 때 이는 당연히 치러야 할 기회비용이다. 이 같은 기회비용을 감당하기 곤란하다면 농식품을 자가 생산해 조달하든가 자체 농식품 망을 구축해 활용해야 한다. 그러나 이럴 경우 또 다른 비용과 불편이 수반되게 마련이다. 특히 키친가든 등을 꾸리기 힘든 도심 거주자들이라면 어려움이 더하다.

식품의 진실성에 긍정적 역할을 하는 표시들을 알아내는 것 외에 부정적 역할을 하는 제반 요소들을 걸러내는 안목도 필요하다. 제3장과 4장에 설명한 다양한 오염원들은 기본적인 부정적 요소들이다. 포장지 라벨에 식품첨가물 종류가 과다하게 표기돼 있다면 구입에 신중을 기하는 지혜가 요구된다. 이처럼 쇼핑 과정에서 식품의 반자연성이나 오염을 초래하는 것들을 얼마나 현명하게 차단하느냐가 가족의 식탁 안전성 확보와 직결된다.

특히 제2장에서와 같은, 현대인을 고질적으로 따라다니는 여러 가지 성인병들을 염두에 두고 이들을 따돌릴 수 있는 쇼핑 방안을 찾는 일이 중요하다. 대표적으로는 포화지방과 설탕 및 소금을 줄이는 방향으로 식재료 쇼핑이 이뤄져야 한다. 식품과 비전염성 질환의 상관관계를 감안할 때 가공식품보다는, 제철에 거둔 신선 농수산물을 더 많이 식탁에 올리기 위한 쇼핑 관행도 요구된다.

단체급식과 음식점의 식단 개선

사람들이 가정에서의 식사 못지않게 음식을 자주 대하는 곳이 주변의 크고 작은 식당들과 단체급식소다. 단체급식은 학교급식과 관공서·직장 등의 구내식당 급식, 병원급식, 군대급식 등이다. 이 같은 일반 식당과 단체급식소의 식품 수요가 상상하기 힘들만큼 많아 주도면밀한 대응이 요구된다. 그 가운데서도 학교급식은 식품 수요가 가장 많을 뿐 아니라 자라나는 세대의 건강에 지대한 영향을 미치므로 결코 소홀히 취급해서는 안 된다.

나라마다 상황은 다르지만, 비용 절감을 위해 학교급식 계약업체 선정에서 공개경쟁 입찰방식을 택하는 학교들이 많다. 이 경우 최저가 입찰을 통해 식재료 구입비용을 최대한 낮출 수 있지만 유통기한 변조나 저질의 식재료 사용 등 부작용을 낳는다. 이 경우 최상의 식재료처럼 보이게 하기 위해 색소나 농약, 방부제 등을 처리하는 부도덕성이 수반되기도 한다. 그러므로 최저가 입찰제보다 학교 직영체제 도입을 통해 학교급식의 질을 높이는 노력을 기울여야 한다. 식단의 진실성 회복을 위해서는 아무래도 직영 방식을 선택하는 편이 낫다는 것은 각국의 많은 경험 사례들이 증명한다. 문제는 직영으로 인해 발생하는 추가 비용인데, 이는 학교급식을 공공적 측면에서 이해함으로써 해결해야 한다.

공공적 학교급식의 실현을 위해서는 지역 농수산물 사용을 적극적으로 검토해야 한다. 지역 농수산물은 배송 시간이 짧아 신선도가 높고, 굳이 이력추적제가 아니더라도 생산자를 쉽게 알 수 있어 안전성을 어느 정도 담보할 수 있는 장점이 있다. 사실 1차 농식품은 유통 과정이 길고 복잡할수록 변질이나 오염, 혼입 등의 가능성이 그만큼 더 높아진다. 학교급식의 재료를 생산하는 이들에게 지속적인 농사가 가능하도록 보장하는 것도 공적 영역의 개념에서 중요하다. 경우에 따라서는 농업인의 생산비를 보장하는 계약재배도 필요하다.

학교급식에서 신선도 높은 지역산 농수산물이 갖는 의미는 학생들의 올바른 미각 형성과도 관련 있다. 오늘날 어린이와 청소년 주위에 넘쳐나는, 가공식품을 위시한 온갖 먹을거리들은 그들의 정상적인 미각 발달을 흐려놓는다.

뿐만 아니라 저질의 가공식품 위주로 만드는 값싼 학교급식은 과도한 식품첨가물 섭취로 학습능률 저하와 과잉행동장애, 청소년 비행 등의 문제를 초래한다. 이는 날로 증가하는 비만과 아토피성 피부염의 원인이 되기도 한다.

미국의 경우 일찍이 플로리다와 위스콘신 등의 일부 학교에서 식품첨가물이 많이 들어간 가공식품과 정크푸드를 배제하고 유기농산물 등 신선 농산물 위주의 새로운 급식 프로그램을 도입한 결과 비만증 등 식원병과 주의력 결핍 등을 크게 낮추고 학교폭력을 완화하는 데 성공한 실험결과도 있다. 뉴욕시의 803개 학교에서는 학교급식 개선으로 학교성적이 평균 41% 올라가기도 했다.[1] 직영체제를 바탕으로 지역산 신선 농수산물을 학교급식 식재료로 사용해야 하는 이유다.

관공서 등 공공기관이나 직장의 구내식당 급식과 병원급식, 군대 급식 등도 위와 같은 학교급식과 비슷한 발상에서 식단 개선을 위해 노력해야 한다. 시중의 수많은 음식점들 역시 식단의 개선을 강력히 요구받는 대상이다. 고객의 미각을 사로잡는 데 급급해 인공 식품첨가물을 다량 사용하는 예가 비일비재하다. 단맛을 높이기 위해 각종 요리에 설탕을 과다하게 넣거나, 재료의 신선도 유지를 위해 방부제를 지나치게 사용하는 것은 흔히 볼 수 있는 도덕성 일탈 행위다. 소비자들의 건강은 안중에도 없다. 부도덕성을 막기 위한 각종 규제가 더 강도 높게 실시돼야 하는 것이 오늘날 요식업계의 슬픈 현실이다.

정부, 기업 및 시민단체의 역할

안전한 식생활은 결코 개개인의 노력만으로는 완전하게 달성될 수 없다. 정부와 기업, 시민 사회 단체, 비정부기구, 국제기구 등이 각각의 위치에서 제 역할을 충실히 해낼 때 비로소 달성될 수 있다.

국민의 안전한 식생활에 미치는 정부의 역할은 크다. 정부는 안전한 식품 조달을 위한 거시적 안목을 지녀야 한다. 생물다양성 파괴와 푸드 마일 증대, 애그플레이션, 지구촌의 바이오 에너지 정책, 기후변화 등이 초래할 경제적, 사회적 변화를 통찰하고 종합적인 대응방안을 마련해야 한다.

농약과 항생제의 오남용, 각종 환경호르몬, 인공 식품 첨가물, 방사선 조사 식품, 그리고 과학의 발달로 인한 유전자 조작 식품과 복제가축 식품의 등장 등으로 식품안전의 불확실성이 전례 없이 높아지고 있다. 게다가 조류 인플루엔자와 신종 플루, 광우병 등의 발생과 이로 인한 경제, 사회적 비용 증가는 식품 공급 패러다임에 대한 근본적인 성찰을 요구한다. 뿐만 아니라 과체중과 비만을 비롯한 각종 식원병의 만연은 그대로 국가적 부담이 되고 있다. 각국 정부는 이러한 현상을 총체적으로 수렴해 식품 정책 수립에 반영해야 한다.

정부는 기본적으로 국민의 식탁을 각종 오염원으로부터 완전 해방시키겠다는 의지를 확고히 해야 한다. 이를 위해 농업 생산 과정에 끊임없이 투입되는 농약과 항생제 등의 과다 사용을 근절하고, 생장촉진제나 양액 등에 의존하는 반자연적 농법이나 공장형 축산 등을 배격하겠다는 청사진을 제시해야 한다.

농약을 사용하지 않는 유기농업이 초기에 생산성 저하로 어려움을 겪는 것은 사실이지만, 생태계가 복원되면 오히려 생산량이 증가할 수도 있음은 많은 경험 사례들이 증명한다. 축산에서도 항생제와의 단절이 쉽지 않으나, 근래 들어와 꾸준히 증가하는 무항생제 축산업을 새로운 시각으로 바라봐야 한다. EU에서는 2006년부터 성장촉진제로서의 항생제 사용을 전면 금지했는데도 별다른 부작용이 발견되지 않는다.[1] 노르웨이가 물고기 양식에서 항생제 사용을 전면 금지했는데도 생산성 저하 현상이 나타나지 않은 것은 많은 나라 정부가 참고해야 한다.

동물복지는 결코 배부른 자들을 위한 논리가 아니다. 농산물 생산 과정에서 '과학'이란 이름으로 적용되는 온갖 반자연적 기술과 방법들을 단계적으로 줄여 나간다는 의지의 발현이 중요하다.

이 같은 각오와 청사진의 전제 아래 정부는 기본적으로 농업정책을 올바르게 수립해야 한다. 농업 생산 정책은 국민의 식생활에 지대한 영향을 미치므로 단순히 양적인 생산 증대 못지않게 질적 향상에도 초점이 맞춰져야 한다. 농업 생산의 질은 안전성과 맛, 영양 등이 핵심이다. 건강에 대한 관심 증대 추세를 반영해 농업 정책을 입안하고 시행할 때 건강과 영양을 점점 더 중요하게 고려해야 한다. 이는 보건 담당 부처만의 역할이 아니며, 농업 생산 부처

관리들이 함께 고민하고 실천해야 할 사항이다.

생산 단계뿐 아니라 가공 및 소비단계에서도 정부의 역할이 중요하다. 가공과 소비 단계에서도 국민의 건강한 식생활에 기여하며 국내 전문기관 및 국제기구의 권고 사항recommendations에 부합하는 식품의 개발과 생산 및 마케팅을 증진할 의무가 정부에 부여돼 있다. 이러한 의무 수행의 일환으로 각국 정부는 가공식품의 소금과 설탕 및 경화유hydrogenated oils 사용을 제한하는 정책을 꾸준히 수립해 시행해야 한다.

더불어 환경호르몬과 병원미생물 등 식품의 각종 위해요인을 경감하는데 모든 정책적 수단을 동원해야 한다. 각종 식품 프로그램 운영을 통해 지산지소와 환경 지속성을 강조해야 하는 것도 정부의 중요한 몫이다.

그럼에도 불구하고 인체 건강에 해를 끼치는 농수산식품들이나 가공식품들이 유통 과정에서 발견될 수 있다. 예를 들면 농약 잔류 허용기준을 수십 배에서 심지어 수백 배 초과하는 농산물이나, 기준치를 훨씬 웃도는 다이옥신이 함유된 가공식품이 적발되기도 한다. 이러한 식품의 생산, 판매는 소비자를 상대로 한 살인 행위와 다름없으므로 냉혹한 기준을 적용해 엄벌해야 한다. 이를 두루뭉술하게 넘어가곤 해 비슷한 사건이 끊임없이 재발되는 나라가 있다는 것은 안타까운 노릇이다.

정부는 또한 각종 매스미디어의 식품 광고에 적절히 개입해야 한다. 광고는 식품 선택과 식습관 형성에 적지 않은 영향을 미치므로 그 내용에 건강에 순기능을 하는 메시지가 담기도록 독려하고, 그렇지 않을 경우 규제를 강화해야 한다. 어린이 관련 식품 광고의 경우는 더욱 그렇다.

기업 또한 정부의 식품 안전성 확보 정책과 보조를 맞춰야 한다. 식품 생산업체가 솔선해서 가공식품의 지방, 설탕 및 소금 함량을 줄이거나 건강에 좋고 영양가치도 우수한 제품을 개발하면 이를 이용하는 소비자들의 건강이 증진될 수밖에 없다. 비만과 성인형 당뇨 등 비전염성 질환을 촉진할 수 있는 광고는 정부가 규제하기 전에 기업 스스로 자제해야 한다. 이 같은 식품기업의 모럴은 출장연회 회사catering companies나 레크리에이션 업체도 동일하게 준수해야 한다.

시민사회단체와 비정부기구들도 시민의 건강한 식생활 정착을 위해 더욱 나서야 한다. 각국 정부를 압박해 국민에게 건강한 라이프스타일을 확산시키도록 종용할 필요가 있으며, 식품 제조업체들로 하여금 건강에 도움 되는 식품을 생산토록 지속적으로 요구해야 한다.

정부와 기업, 시민사회단체 및 비정부기구들이 힘을 합쳐 건강한 식생활 정착을 위한 통합된 노력을 경주해야 한다. 목표의 효과적인 달성을 위해서는 경우에 따라 다른 나라 정부 및 기업과의 공조나 유엔 식량농업기구FAO, 유니세프UNICEF 등 유엔기구, 세계보건기구WHO, 세계은행World Bank 등 국제기구와의 유기적 협력도 강구할 필요가 있다.

식탁을 엎어라 • PART8

식품안전지수,
박의 법칙 그리고
박의 계수

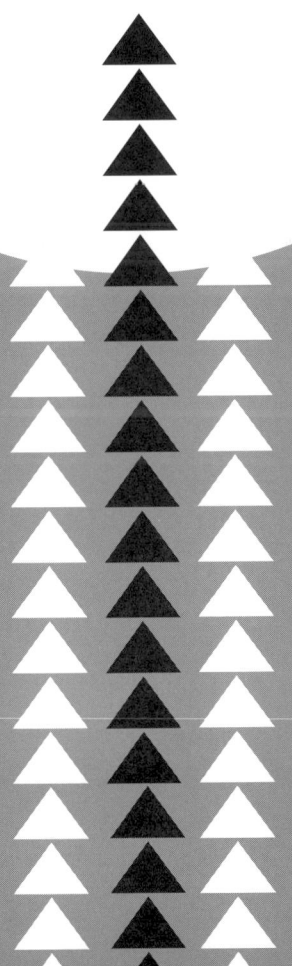

식품 안전성을 향상시킬 수 있는 이론적 방법을 제시하고자 한다. 바로 식품안전지수FSI : Food Safety Index를 개발해 실용화하는 것이다.

이 장에서는 식품안전지수의 의미와 필요성, 그리고 식품안전지수의 산출법 등에 대해 소개하고자 한다. 또 식품 진실성 제고를 위한 '박의 법칙Park's Law'과 '박의 계수Park's Coefficient'를 제시하고자 한다.

식품안전지수란 무엇인가

식품안전지수Food Safety Index란 말 그대로 식품의 안전 정도를 나타내는 지수다. 식품의 안전 정도는 백분율로 표시할 수 있다. 따라서 FSI는 0~100 사이의 수치로 표시된다. 즉, FSI가 100이라면 안전성이 100점이란 뜻이며, 0이라면 안전성이 밑바닥이란 의미다. 만일 어느 국가의 FSI가 90이라면 그 나라의 식품 정책이 안전성을 매우 잘 확보하고 있음을 말해 준다. 또 어떤 식품의 FSI가 20에 불과하다면 그 식품의 안전성은 담보되지 못한다.

FSI에는 여러 가지가 있다. 대표적인 것이 국가별 FSI다. 이는 나라별 식품 안전 정도를 계량화해 순위를 매긴 것이다. 또 다른 것으로 지역별 FSI를 들 수 있다. 이는 동일 국가에서도 지역별로 안전성을 수치화해 순위를 나타낸 것이다. 식품 자체를 대상으로 한 품목별 FSI도 있다. 예를 들면 돼지고기 FSI나 우유 FSI 등이다. 이 밖에 성별, 계층별, 그룹별 또는 연령대별 FSI를 만들 수 있다.

전 세계적으로 개발 활용되는 지수들은 다양하다. 그 가운데 식중독지수와 교통안전지수, 체질량지수, 환경지속성지수, 국가청렴도지수 등은 나름의 영역에서 효과를 발휘하고 있는 것으로 평가되고 있다.

식품안전지수의 필요성

FSI도 그 자체로 상당한 의미를 가질 수 있다. 왜냐하면 이를 통해 식품 안전성을 높일 수 있기 때문이다. 일례로 전 세계의 국가별 식품안전지수를 도출해 순위를 나타냈다고 치자. 하위권에 속한 국가의 정부는 스트레스를 받아 식품 정책을 안전성이 강화되는 방향으로 궤도 수정하지 않을 수 없게 된다. 정부에 대한 야당과 소비자단체의 압박은 자연스럽게 뒤따르는 수순이다.

지역별 FSI는 지방자치단체별로 순위를 매기는 FSI다. 순위의 높낮이에 따라 지방정부가 자긍심을 갖거나 반대로 낭패감을 맛보게 된다. 품목별 FSI는 관련 농식품 생산자나 소비자들이 예민하게 반응한다. 품목별 FSI에 대한 시장의 반응은 생산자를 흥하게도, 망하게도 할 수 있다. 또 노인이나 어린이 건강 증진을 목표로 관련 FSI를 운영할 수 있으며, 남성이나 여성별 혹은 소득 계층이나 학력별 FSI 생산도 가능하다. 학교대 학교 같은 그룹별 FSI 운영은 상대 그룹에 비해 식품 안전성을 높이기 위한 의지 발현을 촉진할 수 있다.

FSI가 지향하는 것은 한 마디로 식탁의 안전성 확보다. 식품 위해요소가 줄지 않고, 비전염성질환이 날로 증가하며, 소비자의 건강에 대한 관심이 높아가는 현실에서 다양한 FSI의 개발 및 실용화가 필요하다. FSI의 적극적인 실용화를 통해 식탁에 켜진 적신호를 사라지게 해야 한다.

식품안전지수 산출법

식품안전지수Food Safety Index를 산출함에 있어서 크게 고려해야 할 사항이 두 가지 있다. 하나는 지수를 낮추는 부정적 평가 항목들이고, 다른 하나는 이를 높이는 긍정적 평가 항목들이다. 부정적 평가 항목으로는 비만증을 비롯한 여러 가지 식원병들food-born diseases과 농약, 트랜스지방 등 각종 식품 위해요소를 들 수 있다. 긍정적 평가 항목으로는 해썹HACCP과 농산물우수관리제GAP 등, 식품 안전성 확보에 필요한 각종 공인된 제도를 들 수 있다.

식품안전지수는 국가별, 지역별, 농식품 품목별 또는 성별, 계층별, 연령대별로 도출할 수 있다. 국가별 식품안전지수는 전 세계 국가를 대상으로 해야 하므로 이의 산출에 따른 작업량이 방대하다. 따라서 각국의 식품안전지수를 산정할 때는 UN기구가 나서는 것이 합당하다.

즉, UN 산하에 '식품안전지수에 관한 FAO/WHO 합동 전문가 위원회A Joint FAO/WHO Expert Committee on Food Safety Index' 같은 위원회의 설치가 요구된다. 이 위원회는 그 계통에서 전문성을 인정받는 각국의 학자와 전문가를 위원으로 대거 참여시켜야 한다. 그들이 수많은 토론과 조사를 거쳐 우선적으로 기준치를 설정해야 한다. 예를 들어 암의 경우 몇 %를 식품 관련 요인으로 볼 것인가 결정해야 한다. 암 요인 중 음식물이 차지하는 비중은 국가나 지역마다, 또는 성별이나 나이별로 차이난다. 따라서 합리적 기준 설정 작업이 매우 까다롭고 힘겨울 수 있다. UN 같은 세계 공인 기구가 작업에 나서야 하는 이유가 여기 있다.

UN이 아니라면 그에 버금가는 공익 기관이나 대학을 주축으로 하여 국가별 지수 산출 작업을 진행할 수도 있다. 예일대학의 '환경 법률 및 정책을 위한 예일 센터Yale Center for Environmental Law and Policy'와 컬럼비아대학의 '국제 지구과학 정보 네트워크 센터Center for International Earth Science Information Network'가 세계경제포럼World Economic Forum과 공동으로 3~4년마다 각국의 환경지속성지수Environmental Sustainability Index를 산출해 발표하는 것이 그 좋은 예다. ESI는 환경 관련 각 분야의 목표치 대비 국가별 달성 정도를 나타낸다. 물론 국가별 ESI 순위도 매겨져 다보스 포럼 등을 통해 발표되고 있다.

국가별 식품안전지수와 별도로 지역별 식품안전지수를 산출할 수도 있다. 이는 해당국가의 정부가 지방자치단체와 협력해 도출할 수 있다. 또 농식품 품목별 식품안전지수를 만들 수 있다. 예를 들면 쇠고기의 경우 생산 및 가공 단계에서 얼마나 안전성을 많이 확보했는가가 쇠고기 안전지수를 좌우하게 된다. 이밖에 필요에 따라 성별, 계층별, 나이별 식품안전지수도 산출할 수 있다. 예를 들어 어린이 건강 증진을 위한 식품 정책 입안을 위해 어린이 식품안전지수를 도출할 수도 있을 것이다.

✚ 식병원과 FSI

식품안전지수를 낮추는 부정적 평가 항목 가운데 심도 있게 검토해야 할 대상이 제2장에서 거론한 각종 식원병이다. 비만증을 비롯해 암, 당뇨, 심혈관계질환, 식중독, 아토피성 피부염, 정자수 감소증, 충치 등은 발생 비율이 높을수록 식품안전지수를 낮추게 된다. 식원병은 이들 외에도 많다. 그럼에도 불구하고 여기서 이들만 거론하는 것은 이들이 식품과 관련한 두드러진 질환으로 평가되고 있기 때문이다.

식품안전지수 도출을 위해 식품과 관련한 모든 질환을 고려하기에는 물리적으로 불가능한 측면이 많다. 위의 8가지 항목만 감안하더라도 분석하고, 통계를 내며, 기준과 가중치를 설정하는 작업이 방대하다. 더구나 세계 모든 국가를 상대로 할 때 작업량은 감당하기 힘들 만큼 많을 수 있다. 이같은 질병 항목의 선택 여부도 위원회 등 주최 측 관계자들이 다양한 토론을 통해 결정하게 된다.

비민증은 심장병, 당뇨, 암 등을 초래하는 무서운 적이나. 정상체중인 사람들에 비해 비만인 이들이 어느 비율인가를 분석해 식품안전지수 도출의 기초 자료로 삼게 된다.

암은 암 유발 요인의 30% 정도가 음식물과 관련 있다는 주장이 WHO 전문가들을 중심으로 꾸준히 제기돼 왔다. 이를 기준으로 할 때 전체 암 환자 수의 30%를 인구 숫자로 나눈 값이 기초 자료가 되는 셈이다.

당뇨는 음식물과 관련 있는 제2형 당뇨가 고려 대상이다. WHO는 세계 당뇨 환자의 90%를 제2형 당뇨 환자로 보고 있다. 이 기준을 채택할 경우 전체 당뇨 환자의 90%를 인구수로 나눈 값이 식품안전지수 산출에 활용될 수 있다. 물론 당뇨나 암과 관련한 이 같은 기준들은 지수 도출 위원회의 판단과 결정에 따라 달라질 수도 있다.

심혈관계질환은 전체 환자의 몇 %를 음식물 관련 환자로 볼 것인가가 관심의 대상이다. 심혈관계질환의 주류를 이루는 것은 심장발작과 뇌졸중인데, 이들은 주로 심장이나 뇌와 연결된 혈관의 내벽에 지방이 축적되는 게 원인이다. 많은 학자들이 혈관 내 지방 축적의 주요인으로 흡연, 건강에 좋지 않은 식사, 활동 부족 등을 꼽지만, 이 가운데 식사가 차지하는 비중이 어느 정도인지 가늠하기가 쉽지 않다. 각국의 연구들을 리뷰해 음식물 관련 정도를 알아내는 것이 선결 과제다.

아토피성 피부염은 여러 가지가 원인이지만 그중 음식이 차지하는 비율이 70~80%대란 보고도 있다. 이 보고서가 주장하는 비율을 기준으로 삼을 것인지, 아니면 더 많은 자료를 검토해 별도 기준을 세울 것인지 결정해야 할 것이다.

충치는 두말할 것도 없이 음식물이 원인이므로 인구수 대비 충치 환자수가 식품안전지수 산출의 참고 자료가 된다. 정자 수 감소는 전 세계적인 현상이나 이중 음식물 원인이 어느 비중인지는 심혈관계 질환 못지않게 찾아내기 힘들다. 다각도의 토론과 자료 수집이 요구된다. 식중독은 식품과 관련해 가장 직접적이며 즉각적으로 나타나는 질병이다. 식중독 발생 건수와 건당 발생환자 수 등이 주요 자료가 될 것이다.

✚ 위해요소와 FSI

식품을 둘러싼 위해요소들은 식품안전지수를 떨어뜨리는 직접적인 요인들이다. 제2장에서 살펴본 농약, 항생제, 식품첨가물, 방사선, 트랜스지방, 환경호르몬 등이 식품안전지수를 낮추는 위해요소들로서 본격 검토해야 할 대상들로 판단된다.

농약은 농식품 생산과 관련해 양면성을 지녔다. 현대농업에서 병해충 방제와 잡초 제거에 미치는 농약의 역할은 크다. 각국 정부는 소비자 건강을 고려해 농약 안전사용기준과 농산물에의 농약 잔류허용기준을 설정해 운용하고 있지만, 시장에서 잔류허용기준을 초과하거나 등록되지 않은 농약을 사용한 농산물이 종종 적발돼 사회 문제화하곤 한다. 다른 한편에선 농약을 치지 않고 재배한 농산물이나 유기농산물이 유통되고 있으며, 특히 유기농산물의 경우 선진국에서 생산량이 매년 증가하는 추세다.

이처럼 농약 없는 농산물 생산이 가능하며, 그 양이 증가 추세이기도 함을 감안할 때, 농약을 식품안전의 부정적 요소로 분류하는 것도 가능할 것으로 생각된다. 그러나 농약이 각종 병해충을 퇴치하는 것은 농산물의 안전성을 높이는 긍정적 요소란 주장도 설득력을 얻을 수 있다. 따라서 긍정적 견해와 부정적 견해를 조정하는 작업이 쉽지 않을 것으로 보인다.

필자의 견해로는 농약 사용량이 많은 국가나 지역일수록 식품안전지수도 낮아지는 방향으로 결론 내릴 필요가 있다고 본다. 왜냐하면 결국 농약은 농식품의 안전성safety보다는 안정성stability 확보를 위한 물질이기 때문이다. 다시 말해 농약은 병해충을 퇴치해 농산물을 다수확할 목적으로 사용하는 자재이며, 농산물에 조금만 잔류해도 좋을 것이 없다. 이렇게 볼 때 유기농업이 발달한 선진국이나, 아예 농약이 부족해 재래농법으로 농사지어야 하는 후진국들이 농약 관련 식품안전지수 계산에서 유리할 것으로 판단된다.

항생제도 농약과 비슷한 입장에 놓인 요소다. 이 역시 농식품의 안정적 생산을 위해 사용되는 물질이다. 현대의 축산업과 수산 양식업에서 항생제의 중요성은 간과될 수 없다. 문제는 항생제의 오남용과, 항생제 내성 박테리아나 미생물의 출현이다.

이러한 우려를 감안해 EU와 오세아니아 국가들은 일찍부터 항생제 사용을 최소화하는 농업정책을 전개해 왔다. 그러나 EU와 오세아니아 이외 국가들의 항생제 사용량은 우려할 만한 수준이다. 따라서 안정성이 아닌, 안전성 측면에서 볼 때 항생제 사용량이 많은 국가나 지역일수록 식품안전지수가 떨어질 수밖에 없다.

식품첨가물과 방사선은 안전성과 관련해 긍정과 부정의 상반된 측면이 있다. 식품첨가물은 부패나 변질을 막는 긍정적 기능이 있는 반면, 맛이나 색깔을 인위적으로 바꿔 건강에 악영향을 끼치는 부정적 기능도 있다.

식품에 대한 방사선 조사는 WHO와 FAO 및 IAEA가 독성학적, 유전학적, 영양학적으로 안전성이 확보된 기술이며, 식중독 등 식품 관련 질환 예방에 가장 효과적이라는 입장이지만, 전 세계 비정부기구NGO들의 비판적 시각 또한 적지 않다. 그러므로 두 기능과 관련해 긍정적 기능에는 플러스 점수를, 그리고 부정적 기능에는 마이너스 점수를 부여하는 조정이 요구된다.

트랜스지방은 건강에 부정적 영향을 미친다는 데 대해 이미 국제적 공감대가 형성돼 있다. 트랜스지방을 사용하는 식품의 종류와 양이 많으면 많을수록 식품안전지수에 불리할 수밖에 없다. 전체 식품 가운데 트랜스 지방이 들어간 식품의 종류와 양이 지수 계산에 필요한 자료로 활용돼야 할 것이다.

환경호르몬과 중금속은 주로 음식을 통해 체내에 유입되므로 국가별, 지역별 총량이 조사돼야 한다. 이는 매우 복잡하고 어려운 작업이 될 수 있으므로, 환경호르몬의 범례와 범위를 한정해 작업량을 최소화하는 노력이 우선돼야 한다.

✚ 기타 부정적 평가 항목과 FSI

조류인플루엔자AI와 광우병BSE은 식품안전성 확보를 어렵게 하는 대표적 인수공통전염병이다. 그중 AI는 21세기 들어와 급속도로 전 세계에 확산됐다. AI 바이러스의 변이가 지속돼 사람 간 감염이 쉬운 형태로 변한다면 수많은 희생자가 발생하는, 이른바 '인플루엔자 대유행'의 원인이 될 수도 있다는 점이 인류를 불안케 한다.

AI 가운데 고병원성 AIHPAI는 발생국가에서 소비자들의 기피로 가금류 유통에 혼란이 초래됐고, 가금류 고기 관련 음식점들이 매출 부진을 겪었다. 따라서 식품안전지수 산출과 관련해 AI 발생을 감안하지 않을 수 없다. AI 가운데 인체 감염이 우려되는 H5 계통의 바이러스는 국가별, 지역별로 발생 건수와 인체 감염 및 사망 사례가 국제수역사무국OIE과 WHO 등에 데이터화해 있으므로 이를 객관적 수치로 활용하면 될 것이다.

BSE는 1980년대 영국에서 최초로 발생해 유럽 각국을 휩쓸었지만, 현재는 미국과 캐나다 등지에서 문제시 되고 있는 질병이다. BSE 발생 사례는 최근 들어 대폭 줄었다. 그러나 단 한 건만 발생해도 쇠고기의 자국 내 유통과 수출입이 큰 혼란을 겪는 점이 문제다.

BSE는 HPAI와 함께 식품안전지수 산출에서 가중치를 많이 부여해야 할 항목으로 여겨진다. 일반적인 인간의 질병과 달리 식품 판매와 레스토랑 운영 등에 막대한 영향을 미칠 수 있기 때문이다. 심지어 OIE로부터 광우병 위험 통제국으로 분류된 미국산 쇠고기 수입 허용으로 정권이 흔들린 사례가 있음을 볼 때, 식품안전지수 산정에서 인수공통전염병 관련 통계가 소홀히 취급돼서는 안 될 것으로 판단된다.

✚ 긍정적 평가 항목과 FSI

식품안전지수 산정에 긍정적으로 고려할 평가 항목들로 해썹HACCP과 농산물우수관리제GAP, 이력추적제, 동물복지, 유기농업 등을 들 수 있다. 이들은 식품 안전성 확보를 위한, 국제적으로 공인된 시스템들이다.

HACCP는 제로 리스크 시스템은 아니지만, 최종적으로 소비자가 안전하고 위생적인 제품을 공급받을 수 있게 한다는 점에서 큰 의미를 갖는다. 농식품 생산 단계와 가공 단계에서 농장과 가공업체들이 얼마나 많이 HACCP을 도입했는지가 중요하다. HACCP 도입 농장과 가공업체 수를 전체 농장 및 가공업체 수로 나눈 값이 참고 수치가 된다.

GAP는 생산부터 수확 후 포장 단계까지 안전성을 확보해 우수 농식품 공급을 촉진하는 제도이므로 전 농가 수 대비 GAP 실시 농가 수가 식품안전지수 산정에 감안돼야 한다. 이력추적제는 농식품에 문제가 발생할 경우 해당 농식품을 추적해 원인 규명 및 필요한 조치를 취할 수 있도록 하는 제도이므로 안전성 평가 시 빼놓을 수 없다.

일본의 경우 광우병 예방 등을 위해 일본에서 시육되는 모든 소에 대해 이력추적제를 실시한다. 이 경우 일본의 식품안전지수와 일본산 쇠고기의 식품안전지수가 긍정적 결과를 얻게 된다. 이력추적제를 실시한 일본 소 및 쇠고기를 전체 일본 소 및 쇠고기로 나눈 값은 최대치인 1이 된다. 반면 이력추적제를 실시하지 않는 나라의 소 및 쇠고기는 제로가 된다. 이를 식품안전지수 계산에 반영하면 차이가 벌어질 수밖에 없다.

동물복지는 공장형 축산업에 대응해 생겨난 개념으로서 이를 실시하는 국가나 지역은 비용 상승의 어려움을 겪게 된다. 반면 동물복지 제도 하에 생산된 축산물은 안전성 면에서 높은 점수를 얻게 된다. 이렇게 볼 때 동물복지를 실시하는 국가 또는 지역과 그렇지 않은 국가 또는 지역이 식품안전지수 계산에서 차별화돼야 하는 것은 당연하다.

유기농업과 관련해서는 국제유기농연맹IFOAM이 각국의 유기농업 농가 수와 유기농산물 생산량을 파악하고 있으므로 그 통계 수치를 식품안전지수 도출에 활용하면 될 것이다.

유기농업, 동물복지와 HACCP, GAP, 이력추적제 등은 생산, 유통 또는 가공 단계에서 적지 않은 비용 상승을 유발하는 제도이므로 식품안전지수 산정 시 가중치를 높게 부여해야 할 평가 항목들로 판단된다.

✚ 일부 고려 사항들

식품 운송 거리를 의미하는 푸드 마일은 길면 길수록 식품안전지수를 떨어뜨리게 된다. 왜냐하면 운송 도중 부패 및 변질 위험성이 높아지고 특히 각종 병원성 미생물에 감염될 가능성이 커지기 때문이다. 따라서 식품 품목별 안전지수 도출시 푸드 마일리지를 고려할 필요가 있다. 특히 국가간 식품 무역이 활발한 시대이므로 한 나라의 식품안전지수 산출시 수입식품을 중심으로 한 그 나라 전체의 푸드 마일을 계산해 활용함이 바람직하다.

생물다양성은 예측 불가능하게 인간의 건강을 저해하는 여러 요인들과 병해충 창궐을 막아주는 일종의 보험 같은 역할을 한다. 이러한 보험 장치가 제거됐을 때 식탁에 적신호가 켜질 수 있으므로 반드시 평가 항목에 포함시켜야 할 것으로 생각된다. ESI 산출시 활용되는 생태계 위험지수나 보호 서식지 등의 평가 항목을 차용하면 국가별, 지역별 생물다양성 유지 정도를 쉽게 계량화할 수 있다. 이를 통해 생물다양성과 관련한 지표 값을 산출하는 것은 그다지 어렵지 않을 것으로 보인다.

유전자조작식품GMO과 관련해서는 상반된 시각이 대립한다. EU는 대체로 안전성을 담보할 수 없다는 입장인 반면, 미국은 안전성에 문제가 없다는 입장이다. 복제동물의 식품에 대해서도 긍정과 부정의 시각이 맞선다. 이런 상황에서 GMO와 복제동물의 식품이 갈수록 증가하는 양상이다. 따라서 식품안전지수 산정 시 이들을 긍정적 평가 항목에 포함시켜야 할지, 아니면 부정적 평가 항목에 포함시켜야 할지 결정해야 하며, 이는 위원회가 고민해야 할 몫이다.

이상에서 식품안전지수 산출 방향에 대해 간략히 살펴보았다. 긍정적 평가 항목과 부정적 평가 항목들은 위에 언급한 것들 외에도 더 있을 수 있다. 여기서 언급하지 못한 평가 항목들과 보다 자세한 식품안전지수 산출 방법에 대해서는 위원회의 역할로 넘기고 이만큼에서 식품안전지수에 관한 설명을 마무리 짓고자 한다.

'박의 법칙'과 '박의 계수'

✚ 박의 법칙Park's Law

'박의 법칙Park's Law'은 '식품의 완전성에 관한 법칙'이다. 즉, 완전한 식품perfect food의 생산과 관련된 자연계의 법칙을 의미한다. 여기서 말하는 완전성이란 인간이 아닌, 대자연의 관점에서 완전한 정도를 나타낸다.

그러므로 '박의 법칙'은 '모든 식품은 생산 과정이 자연에 가까울수록 완전성이 높아지고, 반대로 멀어질수록 낮아진다'는 법칙이다. 다시 말해 식품은 자연에 가장 부합한 방식으로 수확할 때 완전성이 최고조에 달하며, 자연을 배제하고 인위적 요소와 방법을 더하면 더할수록 완전성은 저해된다는 내용이다.

여기서 말하는 인위적 요소와 방법이란 식품의 생산량이나 색깔, 맛 등을 향상시키기 위해 인간이 투입하는 모든 것이다. 이에는 농약이나 항생제, 화학비료, 식품첨가물 등의 물질과 과학이란 이름으로 적용되는 모든 기술이 포함된다. 단, 이 때 인위적 요소와 방법이더라도 자연에 부합하는 것일 경우는 예외로 한다.

예를 들어 달걀을 생산할 때 놔먹이는 닭에게서 얻는 달걀이 완전성 면에서 최고 점수를 얻을 수 있다. 이 경우 닭이 사는 곳에 먹이가 충분하며 모래목욕을 하거나 맘껏 활개 칠 수 있는 공간이 잘 갖춰져 있는 등 자연 조건이 완전한 달걀의 생산에 최적임을 전제한다. 이는 현실적이지 않은 측면이 있지만, '박의 법칙'의 논증을 위해 가정한다.

이와 달리 계사나 케이지 안에 가둬 기를 경우, 가두는 정도가 심하면 심할수록 달걀의 완전성은 떨어지게 된다. 항생제를 많이 사용하면 사용할수록, 또한 부리를 자르거나 야간에 전등을 밝히는 등 반자연적 기술을 적용하면 할수록 달걀의 완전성은 훼손되게 된다.

채소나 과일도 마찬가지다. 완전한 채소, 과일의 수확을 위해 이들 농작물이 필요로 하는 거름이 충분하고, 바람과 비와 햇빛이 적당함을 전제로 한다. 농약이나 화학비료 등 인위적으로 생산된 농자재의 투입은 채소, 과일의 완전성 확보에 도움이 되지 않는다고 본다. 이는 인위적 손길을 배제한, 대자연의 손길을 전제로 하므로 가능한 관점이다.

여기서 말하는 '완전성'이란 '안전성'과 다소 다르다. '안전성'은 '인간의 건강에 해가 되지 않는 정도'란 뜻이다. 이와 달리 '완전성'은 '인간의 건강에 위해가 되지 않을 뿐더러 완전한 건강 실현을 돕는 정도'로 풀이할 수 있다. 그러므로 '완전성'은 '안전성'보다 차원이 더 높은 개념이다. 즉, 안전한 정도를 넘어 식품의 조화로움과 진실성을 두루 갖춘 개념이다.

'완전성'은 인간의 영역이 아닌, 신의 영역이다. 또한 코스모스의 영역이며, 진실에 가장 부합한 개념이다. 그렇다 보니 완전성은 현실적이지 않다는 이유로 시장에서 홀대받을 수 있다. 유기농 식품이 시장에서 종종 제 대접을 받지 못하는 것이 비근한 예다. 그러나 인간의 완벽한 건강 실현을 위해 설사 비현실적이더라도 식품의 완전성에 관한 논의를 활발히 할 필요가 있다. 수시로 카오스적 요소가 오르내리는 현대인의 식탁을 생각할 때 이는 결코 소홀히 할 수 없는 문제다.

이제는 식품의 '안전성'을 넘어 '완전성'을 염두에 둬야 한다. 갈수록 코스모스가 뒷전에 밀리고 대신 카오스가 득세하는 지구촌의 식탁 문제 해결을 위해 이는 불가피하다. 생산자들의 과도한 욕망이 그들의 도덕적 제어 의지를 앞서는 현실에서 식품의 완전성 추구는 절실한 문제로 다가오고 있다.

✚ 박의 계수Park's Coefficient

'박의 법칙'의 현실적 적용을 위해 '박의 계수Park's Coefficient'를 도출하지 않을 수 없다. '박의 계수'는 0부터 1까지 도출이 가능하다. 식품 생산 과정이 완전성에 가까울수록 '박의 계수'는 1에 가깝고, 불완전성에 가까울수록 '박의 계수'는 0에 가깝다.

코스모스에 부합해 생산된 식품이라면 '박의 계수'가 1이며, 카오스로 가득 찬 방식으로 생산된 것이라면 '박의 계수'가 제로다. 생산 과정의 70% 정도가 자연의 법칙을 따른 것이라면 '박의 계수'는 0.7이 된다.

'박의 계수'를 정확히 계산하기란 현실적으로 쉽지 않지만, 식품의 진실성을 가늠하기 위해 대략적인 계산은 가능하다. 예를 들어 사육 과정에 들어가는 모든 요소와 기술을 100으로 치고 먹이를

30 정도로 배정한 경우 이 먹이를 모두 자연에서 완벽하게 조달하는 반면 나머지는 모두 인위적 방식으로 사육한다고 가정하자. 이 같은 방식으로 생산한 달걀은 '박의 계수'가 0.3에 해당한다.

계수로 판별할 때 이 달걀의 완전성과 진실성은 중하위권에 머물러, 인간의 건강 증진에 순기능을 하는 측면이 그만큼 약하다고 볼 수 있다.

박Park은 필자의 패밀리 네임으로서 녹색Green 이미지를 내포하고 있다. 이는 본질적으로 자연Nature과 동일한 속성을 지닌다. 그러므로 이러한 의미를 담아 식품의 완전성과 진실성을 논하는 법칙으로 '박의 법칙'을, 그리고 그 정도를 가늠하는 척도로 '박의 계수'를 창안해 세상에 내보낸다. 이 둘이 지구촌 가족의 식탁에서 '카오스'를 몰아내고 대신 '코스모스'를 불러들이는 네 일조할 수 있기를 희망한다.

에필로그 Epilogue

우리가 음식을 먹는 것은 일상생활에 필요한 에너지를 얻어 건강을 유지하기 위함이다. 그러나 현대의 식품 생산 공급 체계는 현대인의 건강과 관련해 많은 문제점을 안고 있다. 이 책에 기술한 것처럼 암, 당뇨, 비만 등 각종 식원병의 발생을 부추기고 있으며, 그 원인은 주로 환경호르몬, 식품첨가물, 농약, 항생제 등 각종 오염물질로 지목되고 있다. 이 책에서 관심을 가진 부문은 영양학적 고찰보다 안전성 제고다. 식탁의 오염을 완화해 식품안전지수를 제고하고, 그럼으로써 각종 식원병을 경감시키는 데에 공공정책의 주안점이 두어져야 한다.

공공정책의 중심에는 '자연'이 자리해야 할 것이다. 이의 당위성은 이미 이 책의 전편을 통해 확인됐다고 할 수 있다. 제8장 박의 법칙Park's Law에서 논증했듯이 농수산물의 생산이나 식품 가공 과정에서 자연의 숨결이 배제되고 반자연적 요소가 증가하면 증가할수록 식품 완전성은 저해될 수 있다. 이 책에서 거론한 각종 화학적 위해요소와 방사선, GMO, 복제가축의 식품 등은 식탁 위의 반자연성이 현대인의 건강을 얼마나 저해할 수 있는가를 실증적으로 보여준다.

지난 세기부터 금세기에 걸쳐 지구촌을 공포의 도가니로 몰아넣은 광우병과 조류인플루엔자도 반자연적 축산물 생산방식이 초래한 재앙이다. 초식동물인 소에게 소를 먹여 증체 효과를 높이려 한 인간의 욕망과, 가금류의 생산성 증대에만 초점이 맞춰진 공장형 축산 시스템이 제 발등을 찍은 것 아니냐는 의혹은, 인류에게 '똑똑한 어리석음'을 반복하지 말 것을 경고하고 있다.

반면 선진국을 중심으로 생산이 증가 추세인 유기농산물이나 무항생제 축산물, 동물복지 실현을 통해 생산하는 축산물 등은 인류의 먹을거리 생산체계가 지향해야 할 목표다. OECD 회원국 대부분이 국민 건강 관련 지출 증가율이 국내총생산GDP 증가율을 앞질러 온 현상[1]은 그들에게 식품 생산 패러다임 전환의 계기가 되었다. 이에 따라 EU 일부 회원국과 일본, 미국 등은 향후 유기농산물 생산량을 대폭 높이려는 국가적 프로젝트를 추진하고 있다. 이는 비용이 더 들더라도 안전한 농식품을 생산해 공급하는 것이 식원병 예방으로 국민 보건비용을 낮춰 국가 전체적으로 유익하다는 정책적 판단에 따른 것이다.

기본적으로 자연이 강조된 먹을거리 생산을 위해서는 생태계와 인간의 관련성을 먼저 살펴볼 필요가 있다. 인간은 주위 생태계와의 관계가 단절된 상태로는 살아가기 힘들다. 생태계는 사람에게 생명력 충일한 먹을거리와 잠자리를 제공한다. 그러나 신자유주의 Neo-liberalism로 대변되는 세계화 추세 속에 먹을거리의 국경 이동이 활발해지면서 현대인의 식탁은 각국에서 유입된 식품들로 채워지고 있다. 편의점이나 시장마다 만국의 식품들이 들락거린다. 여러 단계의 가공과 염장 등으로 생명력이 낮아지고, 긴 푸드 마일food miles 탓에 지친 식품들이다. 자기와 관련된 생태계가 아닌, 다른 생태계에서 수입한 이같은 식품들이 인간의 몸에 들어갈 때 그들의 육체와 정신이 온전하리라는 것은 단정하기 힘들다. 이들 식품은 오히려 각종 식원병을 초래할 수 있다. 그러한 가능성과 상관관계는 이미 이 책에 충분히 설명해 놓았다.

신자유주의는 20세기 말부터 오늘날에 이르기까지 지구촌에서 동시다발적으로 추진돼 온 자유무역협정FTA과 세계무역기구WTO의 다자간 협상을 촉진해 지구촌 가족이 계절에 불문하고 식품을 과거보다 저렴하게 구입할 수 있도록 도왔다. 신자유주의 옹호론자들은 오늘날도 정치적 방법들을 동원해 타국의 시장을 여는 데 심혈을 기울인다. 이는 미국과 영국이 1980년대부터 주도해 지구촌을 하나의 경제 공동체처럼 묶는 데 기여했다.

연원을 더 거슬러 올라가면 지난 1800년대 초반 로버트 토런과

데이빗 리카도의 비교우위론이 신자유주의 사조와 맥을 같이한다. 세계화의 격랑 속에 각국에서 비교열위에 있는 품목들은 이미 사라지고 비교우위의 품목들만 덩치를 키우고 있다. 일본과 한국의 경우 비교열위인 밀이 사라지고 미국 및 캐나다산 밀이 이들 두 나라의 시장을 지배하고 있는 것이 대표적 사례다. 캐나다와 미국, 호주 등의 비교우위품목인 쇠고기 역시 세계 각국의 시장을 장악했다.

이렇게 특화된 재화goods는 가공과 오랜 유통과정을 거치며 생명력이 약화될 뿐 아니라 재화를 판매하는 초국적 농식품 기업들을 살찌우며, GMO와 복제가축의 식품과 각종 악성 인수공통전염병 등을 전 세계에 확산시키는 부작용도 낳고 있다.

글로벌 금융위기가 2008~2009년 전 세계를 휩쓸면서 20세기 말부터 21세기 초까지 강성했던 수정자본주의가 퇴조하고, 공공 부문과 민간 부문이 함께 중요한 역할을 해야 함을 강조한 케인스 경제학Keynesian economics이 다시 조명받기 시작했다. 이와 마찬가지의 궤도 수정이 세계화로 점철된 식품 생산 유통 시스템에 가해져야 한다.

지구촌 가족의 건강 증진을 위해 신자유주의와 비교우위론의 기세가 다소 퇴조하고 생태주의적 가치관이 고개를 들어야 한다. 생태주의적 식품 생산 공급 시스템은 현실을 도외시할 수만은 없다. 왜냐하면 세계화는 이미 무작정 거스를 수만은 없는 시대적 조류가 됐기 때문이다. 생태주의는 지역의 생태계에서 식품을 생산 공급하는 것을 원칙으로 한다. 이 경우의 식품은 가격 경쟁력 면에서 값싼 수입 식품보다 열위에 놓일 수 있다. 그러므로 세계화 globalization와 지역화localization를 융합한 글로컬라이제이션glocalization이 현대적 식품 생태주의의 기조를 이루게 된다. 식품의 생산 및 조달은 건강성과 효율성을 추구하되 효율성의 경우 적절한 통제를 통해 인류 건강을 저해하는 부작용은 줄여 나가야 한다. 그러한 통제를 담당해야 할 주체가 각국 정부다. 식품의 생산 공급에서 자율성만이 지나치게 강조되다 보면 국가 전체적으로 식원병으로 인한 보건비용이 크게 증가할 수 있다.

결론적으로 각국의 식품 관련 공공정책은 '자연'과 '생태주의'에 한 발 더 다가서야 한다. 유기농업과 동물복지, 독일의 클라인가르텐, 이탈리아의 슬로푸드와 일본의 지산지소, 한국의 신토불이 등은 공공정책에 '자연'과 '생태주의'를 담기 위해 벤치마킹할 만한 이 시대의 먹을거리 운동 및 사회적 조류들이다. 이제는 이러한 트렌드가 신자유주의가 그랬듯이 지역이나 국가의 한계를 뛰어넘어 세계적인 현상으로 확산돼야 한다. 그러나 이 트렌드는 다분히 지역적이며, 복고적이고, 또한 생태적인 측면이 강하다. 식품산업과 식탁에 이같은 트렌드의, 새로운 르네상스적 재생 운동이 접목돼야 한다.

| 참고 문헌 |

✚ 프롤로그

1)2)3) WHO (2002) Reducing Risks, Promoting Healthy Life, The World Health Report 2002, Geneva: World Health Organization

4) WHO (2004) Global Strategy on Diet, Physical Activity and Health, Geneva: World Health Organization, p2

✚ 제1장 동물 농장은 없다

'털 없는 닭'이 나왔다고?

1) Robbins, J (1997) DIET FOR A NEW AMERICA, California: H. J. Kramer Inc., 한국어판, p86 Farmer and Stockbreeder (1962) Jan 30

2) BBC NEWS(2002) Bald chicken 'needs no plucking', Tuesday, 21 May, 12:00 GMT UK

돼지 공장에서 벌어지는 일들

1) Hog Farm Management (1976) Tail-Biting is Really Anti-Comfort Syndrome, Hog Farm Management, March, p94

2) Singer, P (1975) Animal Liberation, New York: Avon Books, p118

목가적이지 않은 낙농 목장

1) Yang, F (2006) China to clamp down on antibiotics in milk, August 3, AP-Food technology.com, Decision News Media SAS

2) Morrison, K (2008) Wal-Mart removes hormones from milk, March 21, The Morning News

3) Hardy, T (1891) Tess of the d'Urbervilles: A Pure Woman Faithfully Presented, New York: Harper & Bros

송아지 고기의 진실

1) 2) Robbins, J (1997) DIET FOR A NEW AMERICA, California: H. J. Kramer Inc., 한국어판, p189~193

적게 먹고 살을 잘 불리는 소

1) http://www.beefstory.co.kr/allabout/true_b.asp

2) http://en.wikipedia.org/wiki/Foot-and-mouth_disease

3) Lavoisier, A (1984) Elements of Chemistry, New York: Dover Publications, Inc.

식탁을 떠도는 유령

1) Kelleher, CA (2004) Brain Trust: The Hidden Connection Between Mad Cow and Misdiagnosed Alzheimer's disease, New York, Pocket Books, A Division of Simon & Schuster, Inc., 한국어판, p27
2) http://www.oie.int/eng/info/en-esbmonde.htm, http://www.oie.int/eng/info/en-esbru.htm
3) Kelleher, CA(2004) Brain Trust: The Hidden Connection Between Mad Cow and Misdiagnosed Alzheimer's disease, New York, Pocket Books, A Division of Simon & Schuster, Inc., 한국어판, p219
4) 전게서, p301
5) Chon, RH(2006), Even U.S. government officials wonder about the safety on their beef, The Farmers Newspaper, Nov. 29, p8

조류 인플루엔자의 공격

1) 송창선 (2007) 국내 AI의 발병 원인을 어떻게 규명할 것인가, HPAI의 발병 원인 규명을 위한 학술 포럼 자료, Seoul: 먹거리사랑시민연합, p27
2) Heffernan, W (1999) Consolidation in the food and agriculture system, Washington DC: National Farmers Union, p14

돼지 인플루엔자가 온다

1) Kim, EH, Hwang, SH (2009) 변종 인플루엔자 발생, The JoongAng Ilbo, April 27
2) Youssef, M (2009) Egypt orders slaughter of all pigs over swine flu, Associated Press, April 29
3) Geller, A (2009) Swine flu fear catching fast in weak world economy, Associated Press, April 28
4) http://www.who.int/csr/don/2009_04_29/en/index.html
5)6) Kim, CJ (2009) SI 공포 세계 확산, The Chosun Ilbo, April 28, pA6

인플루엔자 대유행으로 인한 경제적 손실

1) Burns, A, Mensbrugghe, D, Timmer, H (2008) Evaluating the Economic Consequences of Avian Influenza, World Bank, pp1~4
http://siteresources.worldbank.org/EXTAVIANFLU/Resources/EvaluatingAHIeconomics_2008.pdf
2) Osterholm, Michael, T (2005) Preparing for the Next Pandemic, New England Journal of Medicine, May 5, 352, pp1839~42
3) CBO (2006) A Potential Influenza Pandemic: An Update on Possible Macroeconomic effects

and Policy Issues, Washington, DC: The Congress of the United States, Congressional Budget Office, pp1~4
4) Kennedy, S, Thompson, J, Vujanovic, P (2006) A Primer on the Macroeconomic Effects of an Influenza Pandemic, Working Paper 2006-01, February 2006, Parkes: Treasury of Australia
5) McKibbin, W, Sidorenko, A (2006) Global Consequences of Pandemic Influenza, February 2006, Washington, DC: Brookings Institution, Lowy Institute for International Policy
6) James, S, Sargent, T (2006) The Economic Impact of an Influenza Pandemic, May 9, Ottawa: Department of Finance, Canada

✚ 제2장 먹는 것이 당신을 만든다

공공건강의 최대 적, 비만

1) Haslam, DW, James, WP (2005) Obesity, Lancet 366 (9492), pp1197~209
2)3) http://www.who.int/mediacentre/factsheets/fs311/en/index.html
4) http://www.oecd.org/document/24/0,3343,en_2649_34637_2671576_1_1_1_1,00.html
5) Haslam, DW, James, WP (2005) Obesity, Lancet 366 (9492), pp1197~209
6) Allison, DB, Fontaine, KR, Manson, JE, Stevens, J, Vanitallie, TB (1999) Annual deaths attributable to obesity in the United States, October, JAMA 282 (16), pp1530~8
7) Donnelly, L (2007) Half of us will be overweight in a generation, The Sunday Telegraph, Oct. 15
8) http://www.oecd.org/document/24/0,3343,en_2649_34637_2671576_1_1_1_1,00.html

암과 음식의 상관관계

1) http://www.who.int/dietphysicalactivity/publications/facts/cancer/en/
2) Miller, AB (2001) Diet in cancer prevention, Geneva: World Health Organization
3) 조선일보 (2009) 한국 암 41%, 음식과 관련해 발병…'조리법'이 중요, 7월22일자, pD2
4) http://www.wcrf.org/home/recommendations.lasso
5) http://www.aicr.org/site/PageServer?pagename=dc_home_guides
6) American Institute for Cancer Research (2008) Guidelines for Cancer Prevention, Washington DC: AICR
7) Stewart, BM and Kleihues, P (2003) World Cancer Report, Lyon: The International Agency for Research on Cancer
8) http://www.who.int/dietphysicalactivity/publications/facts/cancer/en/
9) http://www.who.int/mediacentre/factsheets/fs297/en/print.html
10) http://www.who.int/mediacentre/factsheets/fs297/en/print.html
11) WHO (2007) The World Health Organization's FIGHT AGAINST CANCER Strategies that prevent, cure and care, Geneva: World Health Organization, p3

12) World Cancer Research Fund/American Institute for Cancer Research (2007) Food, Nutrition, Physical Activity and the Prevention of Cancer: a Global Perspective, Washington DC: AICR
13) Stewart, BM and Kleihues, P (2003) World Cancer Report, Lyon: The International Agency for Research on Cancer

당뇨 대란과 라이프스타일

1) http://www.who.int/diabetes/facts/world_figures/en/
2) Wild, S, Roglic, G, Green, A, Sicree, R and King, H (2004) Global Prevalence of Diabetes: Estimates for the year 2000 and projections for 2030, Diabetes Care, volume 27, number 5, May, p1047
3) UN (2007) World Population Prospects: The 2006 Revision, highlights, p9, New York: United Nations Population Division, Department of Economic & Social Affairs, http://www.un.org/esa/population/publications/wpp2006/WPP2006_Highlights_rev.pdf
4) http://www.who.int/mediacentre/factsheets/fs312/en/
5) WHO and FAO (2003) Diet, Nutrition and the Prevention of Chronic Diseases: WHO Technical Report Series 916, Geneva: World Health Organization, p72
6) http://www.who.int/mediacentre/factsheets/fs312/en/
7) WHO and FAO (2003) Diet, Nutrition and the Prevention of Chronic Diseases: WHO Technical Report Series 916, Geneva: World Health Organization, p77
8) http://www.cdc.gov/diabetes/faq/basics.htm

현대인 사망 원인 1위

1)2) http://www.who.int/cardiovascular_diseases/en/
3) Ministry of Health and welfare (1999) Dietary Guidelines for Adults in Greece, Athens: Hellenic Ministry of Health, Supreme Scientific Health Council
4) http://www.who.int/mediacentre/factsheets/fs317/en/
5) WHO (2007) Prevention of Cardiovascular Disease: Guidelines for assessment and management of cardiovascular risk, Geneva: World Health Organization, pp30~35
6) Dobson, AJ, Evans, A, Ferrario, M, Kuulasmaa, KA et al (1998) 'Changes in estimated coronary risk in the 1980s: data from 38 populations in the WHO MONICA Project. World Health Organization. Monitoring trends and determinants in cardiovascular diseases.', Annuals of Medicine, 30, 2, pp199~205
7) Rayner, M (2000) 'Impact of Nutrition on Health', in Sussex, J (ed) Improving Population Health in Industrialised Nations, London: Office of Health Economics, pp24~40
8) Zhou, B (1998) 'Diet and Cardiovascular disease in China in Diet', in Shetty, P and Gopalan, C (eds) Nutrition and Chronic Disease: an Asian perspective, London: Smith-Gordon

아토피성 피부염과 건강식

1) Ukie, Niwa (2003) Atopic dermatitis, Seoul: Jisiksanup Publications, p61

2) MOHW and CDC (2007) The Third Korea National Health and Nutrition Examination Survey(KNHANESⅢ) 2005, Seoul:Ministry of Health & Welfare and The Korea Center for Disease Control and Prevention

3) Ministry of Planning and Budget (2007) press release, September 5, Seoul: Ministry of Planning and Budget

4) UN Population Division (2008) World Urbanization Prospects: The 2007 Revision, New York: United Nations Population Division

5) Lee, JN (2007) 아토피 환자 삶의 질 일반인보다 7배 낮아, Yonhap News, January 15

6) Ryu, B (2006) Foods Causing/Preventing Atopy, Seoul: Yerim Media, pp19~20

7) Ukie, Niwa (2003) Atopic dermatitis, Seoul: Jisiksanup Publications, p9, 27, 28, 33, 34

8) Jung, J (2008) 친환경 유기농업의 필연성과 실제, 친환경 농산물 학교급식과 아토피 예방 세미나 자료, pp3~8

9) Noh, GW, Ji, EJ, Park, JN, Do, MH, Lee, EK and Lee, SS (1999) The Importance of Food Open Challenge Test in Atopic Dermatitis: The Comparison of Allergy History, Skin Prick Test and Specific IgE Detection, Nutritional science 2, pp119~124

10) Noh, GW, Lee, SS and Lee, KY (2001) The Necessity of Diet Successful Interferon-γ Therapy in Atopic Dermatitis, Yonsei Medical Journal 42, pp161~171

11) Yang, S (2007) Atopy Therapy, Seoul: Random House Korea, pp94~105

12) Lee, W (2008) 친환경 농산물 학교급식과 아토피에 대한 정책 지원, 친환경 농산물 학교급식과 아토피 예방 세미나 자료, pp29~35

현대인을 괴롭히는 또 하나의 적

1) Park, K, Kim, J, Kim, H, Park, Y and Jung, W (2007) Dental Biochemistry for the Dental Hygienist, Seoul: 2nd edition, p350

2) Kim, S (1994) 입의 문화, Seoul: Seoul National University Department of Publication, p52

3) Kim, I, Oh, J, Lee, E, Jang, Y, Jung, M and Jung, S (2006) Dental Nutrition, Seoul: Komoonsa Medical Science, 4th edition, p29

4) Kim, S (1994) 입의 문화, Seoul: Seoul National University Department of Publication, p99

5)6) Park, K, Kim, J, Kim, H, Park, Y and Jung, W (2007) Dental Biochemistry for the Dental Hygienist, Seoul: 2nd edition, p350

7) Kim, I, Oh, J, Lee, E, Jang, Y, Jung, M and Jung, S (2006) Dental Nutrition, Seoul: Komoonsa Medical Science, 4th edition, p28

8)9) Kim, S (1994) 입의 문화, Seoul: Seoul National University Department of Publication, p44

정자 수가 감소한다

1) Carlsen, E, Giwercman, A, Keiding, N and Skakkebaek, N, E (1992) Evidence for decreasing quality of semen during past 50 years, London: British Medical Journal, September, 305 pp609~613

2) Auger, J, Kunstmann, J, M, Czyglik, F and Jouannet, P(1995) Decline in semen quality among fertile men in Paris during the past 20 years, Massachusetts: The New England Journal of Medicine, Massachusetts Medical Society, February 2, 332, pp281~285

3) Irvine, S, Cawood, E, Richardson, D, MacDonald, E and Aitken, J (1996) Evidence of deteriorating semen quality in the United Kingdom: birth cohort study in 577 men in Scotland over 11 years. British Medical Journal, 24(312), pp467~471

4) Van Waeleghem, K, De Clercq, N, Vermeulen, L, Schoonjans, F and Comhaire, F (1996) Deterioration of sperm quality in young healthy Belgian men. Human Reproduction, 11, pp325~329

5) Lee, M, Han, S, Choi, Y, Lee, W and Rha, K (2005) Research on Sperm Count and Urologic Disease Manifestations of Endocrine Disrupters in Korean Men, The Severance Institute of Andrology, Yonsei University, College of Medicine

6) World Health Organization (1987) WHO Laboratory manual for the examination of human semen and semen cervical mucus interaction, 2nd Edition, Cambridge University Press, Cambridge, United Kingdom

7) UN Population Division (2008) World Urbanization Prospects: The 2007 Revision, New York: United Nations Population Division

8) Colborn, T, Dumanoski, D, and Myers, J, P (1996) Our Stolen Future, New York: The Spieler Agency

9) Jung, J (2008) 친환경 유기농업의 필연성과 실제, 친환경 농산물 학교급식과 아토피 예방 세미나 자료, p5

글로벌 질병 부담

1) Murray, CJL and Lopez, AD (1997) Mortality by cause for eight regions of the world: Global Burden of Disease Study, The Lancet, 349, 3 May, pp1269~76, 1347~52, 1436~42, 1498~504. Murray, CJL and Lopez, AD (eds) (1996) The Global Burden of Disease: A Comprehensive Assessment of Mortality and Disability From Diseases, Injuries and Risk Factors in 1990 and projected to 2020, Cambridge, MA: Harvard School of Public Health on behalf of the World Health Organization and the World Bank

2) WHO (2002) Reducing Risks, Promoting Healthy Life, The World Health Report 2002, Geneva: World Health Organization

http://www.who.int/whr/2002/message_from_the__director_general/en/print.html

3) http://www.who.int/healthinfo/global_burden_disease/projections/en/index.html

식품 안전사고, 멜라민 파동

1) WHO (2008) Expert Meeting to review toxicological aspects of melamine and cyanuric acid, Overall Conclusions and Recommendations, Ottawa Canada, December 1~4, p1

2) WHO (2008) Expert Meeting to review toxicological aspects of melamine and cyanuric acid, Executive Summary, Ottawa Canada, December 1~4, p1

3) Yardley, J (2008) Worried Parents in China Wait for Answers on Tainted Formula, The New York Times, September 18

4) WHO (2008) Expert Meeting to review toxicological aspects of melamine and cyanuric acid, Executive Summary, Ottawa Canada, December 1~4, p1

5) http://www.fao.org/ag/agn/agns/chemicals_melamine_en.asp

6)7) WHO (2008) Expert Meeting to review toxicological aspects of melamine and cyanuric acid, Overall Conclusions and Recommendations, Ottawa Canada, December 1-4, p7

8) Yardly, J (2008) Baby Formula Sickened Many More, China Says, The New York Times, September 17

9)10) http://www.fao.org/ag/agn/agns/chemicals_melamine_en.asp

극소량으로도 해를 끼치는 곰팡이독소

1) FAO (1991) Food Nutrition and Agriculture-Food fir the Future, No 1, Food and Agriculture Organization

2) CTA (1997) Technical Leaflet, No 3,Technical Centre for Agricultural and Rural Cooperation

3) Yoon, DH (2008) Fungi Contaminated Foods Increasing, The Farmers Newspaper, August 11

4) WHO (2006) AFRO Food Safety Newsletter, Issue No 2, July, World Health Organization Food Safety (FOS), pp1~2

5) Sohn, JM (2005) 수입산 마른안주에 발암물질, February 26, The Chosun Ilbo, p A12

6) http://health.chosun.com/site/data/html_dir/2008/04/08/2008040801133.html

7) Bhat, RV and Vasanthi, S (2003) Food Safety in Food Security and Food Trade: Mycotoxin Food Safety Risk in Developing Countries, Brief 3, Washington D.C.: International Food Policy Research Institute

8) Bhat, RV and Miller, JD (1991) Mycotoxins and Food Supply, Food, Nutrition and Agriculture -1- Food for the Future, Rome: Food and Agriculture Organization

9)Boutrif, E (1998) Prevention of Aflatoxin in Pistachios, Food, Nutrition and Agriculture 21, Rome: Food and Agriculture Organization

10) http://en.wikipedia.org/wiki/Aflatoxin

11) Bhat, RV and Vasanthi, S (2003) Food Safety in Food Security and Food Trade: Mycotoxin Food Safety Risk in Developing Countries, Brief 3, September, Washington D.C.: International

Food Policy Research Institute
12)13) FAO (2001) Manual on the Application the HACCP system in Mycotoxin Prevention and Control, Rome: Food and Agriculture Organization
14) Bhat, RV and Vasanthi, S (2003) Food Safety in Food Security and Food Trade: Mycotoxin Food Safety Risk in Developing Countries, Brief 3, Washington D.C.: International Food Policy Research Institute
15) Gong, YY et al. (2003) Determinants of Aflatoxin Exposure in Young Children from Benin and Togo, West Africa: The Critical role of Weaning, International Journal of Epidemiology, 32(4), pp556~562
16)17) http://www.fao.org/ag/agn/agns/chemicals_mycotoxins_en.asp

환경호르몬, 피할 길이 없다

1) Colborn, T, Dumanoski, D, and Myers, J, P (1996) Our Stolen Future, New York: The Spieler Agency
2) Park, EH (2007) 생활 속 파고든 환경호르몬, Chosun Ilbo, May 30

다이옥신과 건강, 그리고 푸드 체인

1) WHO (2007) Dioxins and their effects on human health, http://www.who.int/mediacentre/factsheets/fs225/en/
2) WHO (2007) Dioxins and their effects on human health, http://www.who.int/mediacentre/factsheets/fs225/en/
3) WHO (2007) Dioxins and their effects on human health, http://www.who.int/mediacentre/factsheets/fs225/en/
4)5) Huisman, M, Koopman-Esseboom, C, Lanting, CI, van der Paauw, CG, Tuinstra, LG, Fidler, V, Weisglas-Kuperus, N, Sauer, PJ, Bersma, ER, Touwen, BC (1995) Neurological condition in 18 month-old children perinatally exposed to PCBs and dioxins, Early Hum Dev, Oct 2, 43(2), pp165~176
6) Jacobson, SW, Fein, GG, Jacobson, JL, Schwartz, PM, Dowler, JK (1985) The effect of intrauterine PCB exposure on visual recognition memory, Child Develop., Vol 56, pp850~860
7) Jacobson, JL, Jacobson, SW, Humphrey HE (1990) Effects of exposure to PCBs and related compounds on growth and activity in children, Neurotoxicol Teratol, July-August 12(4), pp319~326
8) Jacobson, JL, Jacobson, SW (1996) Intellecctual impairment in children exposed to polychlorinated biphenyls in utero, The New England Journal of Medicine, Vol 335, Number 11, September 12, pp783~787
9) Food Watch (2008) EU erlaubt noch mehr Dioxine in Fisch, http://foodwatch.de/kampagnen__themen/dioxine_und_pcb/fisch/grenzwerte/

10) http://100.naver.com/100.nhn?docid=728272
11) Fisher, I and Pinto, D (2008) Italy's Trash Crisis Taints Reputation of a Prized Cheese, The New York Times, March 26
12) WHO (2007) Dioxins and their effects on human health,
http://www.who.int/mediacentre/factsheets/fs225/en/
13) http://100.naver.com/100.nhn?docid=728272

트랜스 지방을 퇴출시켜라

1) Katan MB (2000) Trans fatty acids and plasma lipoproteins, Nutrition Reviews, 58, pp188~191
2) Oomen CM et al (2001) Association between trans fatty acid intake and 10-year risk of coronary heart disease in the Zutphen Elderly Study: a prospective population-based study, Lancet, 357, pp746~751
3) Willet WC et al (1993) Intake of trans fatty acids and risk of coronary heart disease among women, Lancet, 341, pp581~585
4) Food and Nutrition Board, Institute of Medicine of The National Academies (2005) Dietary reference intakes for Energy, Carbohydrate, Fiber, Fat, Fatty Acids, Cholesterol, Protein, and Amino acids(Macronutrients), Washington, DC: National Academies Press, p504
5) Food and Nutrition Board, Institute of Medicine of The National Academies (2005) Dietary reference intakes for Energy, Carbohydrate, Fiber, Fat, Fatty Acids, Cholesterol, Protein, and Amino acids(Macronutrients), Washington, DC: National Academies Press, p504
6) Mozaffarian D, Katan MB, Ascherio A, Stampfer MJ, Willett WC (2006) Trans Fatty Acids and Cardiovascular Disease, New England Journal of Medicine, April, 354(15), pp1601~1613
7) WHO (2003) Diet, Nutrition and the Prevention of Chronic Diseases: WTO Technical Report Series 916, Report of a Joint WHO/FAO Expert Consultation, Geneva: World Health Organization, p89

식품첨가물과 식품 위장

1) http://www.who.int/ipcs/food/jecfa/en/

병원미생물의 괴력

1) WHO Regional Office for Europe (2007) Salmonella: An important foodborne risk, http://www.euro.who.int/foodsafety/Microbiological/20070516_3
2) Lee, KH (2008) FDA '살모넬라 토마토'에 기진맥진, The Dong-a Ilbo, June 16, pA14
3) Weise, E and Horovitz, B (2008) U.S. restaurants, stores pull tomatoes, USA TODAY, June 11, p5A
4) RDA, Improving the Safety and Quality of Fresh Fruits and Vegetables: A Training Manual of

Trainers, Suwon: Rural Development Administration, p22
5) RDA, Improving the Safety and Quality of Fresh Fruits and Vegetables: A Training Manual of Trainers, Suwon: Rural Development Administration, p22
6) Chung, DH (2008) Microbial Risk Assessment for Agricultural Product Processing Center (APC) of Strawberry and Tomato to Develope Model for Improvement of Food Safety in APC, Suwon: Rural Development Administration, p18
7) Chung, DH (2008) Microbial Risk Assessment for Agricultural Product Processing Center (APC) of Strawberry and Tomato to Develope Model for Improvement of Food Safety in APC, Suwon: Rural Development Administration, p17
8) Weise, E (2008) About 150 get sickness linked to tomatoes, USA TODAY, June 10
9) USDHHS, FDA and CFSAN (U.S. Department of Health and Human Services, Food and Drug Administration, Center for Food Safety and Applied Nutrition) (2001) Bacterial analytical manual online, http://www.cfsan.fda/~ebam/bam-3.html
10) Mead, PS, Slutsker, L, Dietz, V, McCaig, LF, Bresee, JS, Shapiro, C, Griffin, PM and Tauxe, RV (1999) Food-related illness and death in the United States, Emerg. Infect. Dis. 5, PP607~625
11) WHO (2004) The increasing incidence of human campylobacteriosis, Report and proceedings of a WHO Consultation of Experts, Copenhagen: World Health Organization Department of Communicable Disease Surveillance and Response, p6
http://whqlibdoc.who.int/hq/2001/WHO_CDS_CSR_APH_2001.7.pdf
12) Chung, DH (2007) GAP 적용을 위한 위해요인 관리, GAP 인증 심사원 교육교재, Suwon: Rural Development Administration, p137
13) FAO and WHO (2002) Discussion paper on risk management strategies for campylobacter spp. in poultry, Joint FAO/WHO Food Standards Programme, Codex Committee on Food Hygiene, Thirty-fifth Session, pp5~6
14) FAO and WHO (2002) Discussion paper on risk management strategies for campylobacter spp. in poultry, Joint FAO/WHO Food Standards Programme, Codex Committee on Food Hygiene, Thirty-fifth Session, p6
15) WHO (2005) Enterohaemorrhagic Escherichia coli (EHEC),
http://www.who.int/mediacentre/factsheets/fs125/en/
16) Chung, DH (2007) GAP 적용을 위한 위해요인 관리, GAP 인증 심사원 교육교재, Suwon: Rural Development Administration, p135
17) 서울경제신문 (1993) Listeria균에 감염된 홍합, March 20.
18) WHO (2008) Bacterial Infections,
http://www.who.int/vaccine_research/diseases/soa_bacterial/en/index4.html
19) World Health Organization (2004), http://www.who.int/csr/don/2004_07_14/en/

방사선 조사 식품의 이율배반
1) WHO (1999) High-Dose Irradiation: Wholesomeness of Food Irradiated with Doses Above 10kGy, WHO Technical Report Series 890, Report of a Joint FAO/IAEA/WHO Study Group, Geneva: World Health Organization, pp161~163
2) ICGFI (1999) Facts about Food Irradiation: A series of fact sheets from the international consultative group on food irradiation, Vienna: International Consultative Group on Food Irradiation, pp22~27
3) Public Citizen and GRACE (2000) A Broken Record: How the FDA legalized and continues to legalize food irradiation without testing it for safety, Washington, D. C.: Public Citizen and New York: Global Resource Action Center for the Environment, p9
4) Public Citizen and GRACE (2002) Bad Taste: The disturbing truth about the world health organization's endorsement of food irradiation, Washington, D. C.: Public Citizen and New York: Global Resource Action Center for the Environment, pp5~7

중금속 오염을 줄여라
1)2) 농림수산식품부 (2009) 농식품 유해물질 편람, p152, 154
3) 농림수산식품부 (2009) 농식품 유해물질 편람, p145
4) 농민신문 (2007) 소시모, 중국산 한약재서 중금속 다량 검출, 5월 11일자
5) 농민신문 (2007) 중국산 한약재 중금속 오염 수준 '심각', 8월 6일자

✚ 제4장 순리를 거스르는 현대 농수산업

농약은 왜 쓰는가
1) Carson, R (1962) Silent Spring, Boston: Houghton Mifflin Co
2) The Dong-a Ilbo (2004) 시중 유통 채소 13% '농약 범벅', September 16, The Dong-a Ilbo
3) SMC (2007) 농약 잔류허용기준 초과로 국민 건강 위협, press release, Seoul Metropolitan Council
4) KCPA (1990) 농약과 환경, Seoul: Korea Crop Protection Association, p75
5) KCPA (1990) 농약과 환경, Seoul: Korea Crop Protection Association, p75
6) 김동훈 (1988) 식품화학, 채구당, pp157~159, 755-~98
7) 안명수 (1988) 식품영양학, 수학사, pp168~178
8) KCA (1993) 과일류, 밀가루의 안전성 테스트, 소비자시대, Seoul: Korea Consumer Agency, 6:7~9, 39~40
9) The Chosun Ilbo (1992) 호주산 밀에서 농약 검출, October 20, The Chosun Ilbo
10) The Dong-a Ilbo (1992) 중국산 농산물에서 농약 검출, June 18, The Dong-a Ilbo
11) 서울경제신문 (1989) 냉동감자에서 CIPC 검출, December 21, 서울경제신문

12) The Dong-a Ilbo (1992) 중국산 농산물에서 농약 검출, June 18, The Dong-a Ilbo

염산, 바다의 농약
1) Kim, YJ (1999) 환경친화적 김 양식 산업을 위한 방안, Seoul: 1999년 국회 국정감사 자료집(Ⅴ), p17
2) Kim, YJ (1999) 환경친화적 김 양식 산업을 위한 방안, Seoul: 1999년 국회 국정감사 자료집(Ⅴ), pp9~10
3) Park, SK (2001) Risk and The Economics of Acid Chemical Use in Korean Laver Farming, 수산경영론집, Vol. ⅩⅩⅩⅡ No.1, p54, 56

동물을 기르는 데 항생제가 쓰인다
1) European Commission (2005) Ban on antibiotics as growth promoters in animal feed enters into effect, press releases, December 22
2) Al Mustafa, ZH and Al Ghamdi, MS (2002) Use of antibiotics in the poultry industry in Saudi Arabia: implications for public health, Annals of Saudi Medicine, 22, pp4~7
3) Mitema, RS, Kikuvi, GM, Wegener, HC and Stohr, K (2001) An assessment of antimicrobial consumption in food producing animals in Kenya, Journal of Veterinary Pharmacology and Therapeutics, 24, pp385~390
4) Roderick, S, Stevenson, P, Mwendia, C and Okech, G (2000) The use of trypanocides and antibiotics by Maasai pastoralists, Tropical Animal Health and Production, 32, pp361~374
5)6) FAO (2002) World agriculture: towards 2015/2030, Summary report, Rome: Food and Agriculture Organization
7) Barboza, D (2007) A Slippery, Writhing Trade Dispute, The New York Times, July 3
8) Anon. (2002) EU Institutions press release IP/02/143
9) Park, YH, Lee, YH, Kim, WZ and Lee, JH (2004) Studies on the surveillance and control of antibiotic resistant superbacteria, Gwacheon: the Ministry of Food, Agriculture, Forestry and Fisheries, pp34~37
10) http://100.naver.com/100.nhn?docid=771240
11) Barza, M and Gorbach, SL (eds) (2002) The need to improve antimicrobial use in agriculture: ecological and human health consequences, Clinical Infectious Diseases, 34, supplement 3, pp71~144

현대 농업의 잘못된 모습
1) Kim, HC (2008) 쌈채소에서 중국산 불법 농약 검출…기준치 60배, February 28, Kukminilbo Kukinews

우려스러운 양액재배
1)2) 농민신문 (2010) 식물공장, 세계는 지금…日, 보조금 지급하며 활성화 유도, 2월 5일자

토양이 오염되고 있다
1)2) 신현관 (2009) 건강한 토양을 위한 환경 개선 대책, 제10회 흙의 날 기념식 및 제13회 흙을 살리자 심포지엄 자료, 농민신문사, pp14~15
3) 현해남 (2009) 건강한 토양을 위한 환경 개선 대책, 제10회 흙의 날 기념식 및 제13회 흙을 살리자 심포지엄 자료, 농민신문사, p42
4)5) 농민신문 (2005) 건강한 '흙 살리기' 모두가 힘 모을 때, 11월 7일자

유전자변형 농작물의 두 얼굴
1) ISAAA(2007) Global Status of Commercialized Biotech/GM Crops: 2007, ISAAA Brief, Manila: International Service for the Acquisition of Agri-biotech Applications
2) Friends of the Earth International (2007) New Report: GM Crops Increase Pesticide Use, press release, Amsterdam: Friends of the Earth International, pp1~2
3) EPA (2000) Assessment of Scientific Information Concerning StarLink Corn Cry9C Bt corn Plant-Pesticide, PF-867B Notice; 65FR 211; 65245-65251, Washington DC: United States Environmental Protection Agency
4) Brown, MJ, Hail, RS, Kohn, RS and Ree, M (2001) Transgenic crops in natural habits, Crawley Nature, 409, pp682~683
5) Rieger, MA et al (2003) Pollen-mediated movement of herbicide resistance between commercial canola fields, Science, 296, pp2386~2388
6) Quist, D and Chapela, IH (2001) Transgenic DNA introgressed into traditional maize landraces in Oaxaca, Mexico, Nature, 414, pp541~543
7) Kaplinsky, N et al (2002) Maize transgene results in Mexico are artefacts, Nature, 416, p601
8) Pusztai, A, Ewen SWB, Grant G et al (1990) Relationship between survival and binding of plant lectinsduring small intestinal passage and their effectiveness as growth factors, Digestion, 46(suppl 2), pp308~316
9) The Royal Society (1999) Review of data on possible toxicity of GM potatoes, London: The Royal Society, 1 June, pp1~5

복제동물 생산의 부작용
1) Quaid, L (2006) Cloned Meat O.K. to Eat, Says Government, Dec. 28, Associated Press
2) EFSA (2008) EFSA launches its draft opinion on animal cloning for public consultation, press release, Nov. 01, Parma: European Food Safety Authority,
http://www.efsa.europa.eu/EFSA/efsa_locale-1178620753812_1178676923092.htm
3) AFP (2008) Europe voices ethical doubts over 'Frankenfood', Jan. 17, Agence France-Presse

✚ 제5장 식탁 안전성 확보 어디까지 왔나

동물복지가 중요하다

1) 강길전, 홍달수 (2007) 양자의학, 서울: (사)친환경농업포럼. p101

2) Harrison, R (1964) Animal Machines, London: Vincent Stuart

3) http://eur-lex.europa.eu/en/index.htm

4) EC (2007) Attitudes of EU citizens towards Animal Welfare, Special Eurobarometer, European Commission, pp34, 38

무항생제 축산의 장점

1)Jo, HY (2007) 무항생제 축산물 인증 기준, The Livestock Farming, June, pp67~69, Seoul

2)Tyson Foods, Inc. (2007) All Tyson Brand Fresh Chicken to be "Raised Without Antibiotics", press releases, 19 June, New York

식물에도 복지가 필요하다

1) 이완주 (1997) 그린음악을 통한 작물 생육 촉진과 해충 발생 억제, 숲과문화총서, vol 5, p278

2) Bache, DH and Macaskill, IA Vegetation in civil and landscape engineering, In: Vegetation in Civil and Landscape Engineering, London: Granada, 1984:317

3) Martens, MJM and Michelsen, A Absorption of acoustic energy by plant leaves, J Acoust Soc Am, 1981;69:303~306

4) 이완주 (1997) 그린음악을 통한 작물 생육 촉진과 해충 발생 억제, 숲과문화총서, vol 5, pp280~284

5) Shors, JD, Soll, DR, Daniels, KK, Gibson, DP and inventors; University of Iowa Research Foundation, assignee (1999) Method for enhancing germination, US patent 5, 950, 362, September 14

6) Weinberger, P and Burton, C The effect of sonication on the growth of some tree seeds, Can J Forestry Res 1981;11:840~844

7) Braam, J and Davis, RW Rain-, wind-, and touch-induced expression of calmodulin and calmodulin-related genes in arabidopsis, Cell 1990;60:357`364

8) Galston, AW and Slayman, CL The not-so-secret life of plants, Am Sci, 1979;67:337~344

9) Klein, RM and Edsall, PC On the reported effects of sound on the growth of plants, Bioscience, 1965;15:125~126

10) Retallack, D The sound of music and plants, Santa Monica, CA: DeVorss & Co, 1973

11) Retallack, D and Broman, F (1973) Response of growing plants to the manipulation of their environment, In: The Sound of Music and Plants, Santa Monica, CA: DeVorss & Co, pp82~94

12) Tompkins, P and Bird, C (1973) The harmonic life of plants, In: The Secret Life of Plants, New York: Harper & Row, pp145~162

13) Haid, M and Huprikar, S Modulation of germination and growth of plants by meditation, Am J Chin Med 2001;29:393`401
14) Creath, K and Schwartz, GE (2004) Measuring effects of music, noise, and healing energy using a seed germination bioassay, The Journal of Alternative and Complementary Medicine, volume 10, number 1, pp113~122
15) Astin, JA, Harkness, E and Ernst, E The efficacy of "distant healing": A systematic review of randomized trials, Ann Intern Med 2000;132:903~910
16) Crawford, CC, Sparber, AG and Jonas, WB, A systematic review of the quality of research on hands-on and distance healing: Clinical and laboratory studies, Altern Ther 2003;9:A96-A104
17) 이완주 (1997) 그린음악을 통한 작물 생육 촉진과 해충 발생 억제, 숲과문화총서, vol 5, pp276~277
18) Yoon, CK (2008) Loyal to Its Roots, The New York Times, June 10

해썹(HACCP)의 효과

1)2) http://haccpcenter.kfda.go.kr/haccp/haccp/haccp_4.jsp
3) Food Safety Research Information Office (2008) A Focus on Hazard Analysis and Critical Control Points
(http://fsrio.nal.usda.gov/document_fsheet.php?product_id=155)
4) http://en.wikipedia.org/wiki/HACCP#The_HACCP_Seven_Principles
5) Jung, HK(2007) HACCP 지정을 위한 HACCP의 이해 및 적용, Seoul: Dodram Pig Farmers Cooperative, p14

농산물우수관리제의 필요성과 한계

1)2)3)4) 세계농정연구원 (2007) GAP · Traceability 활성화를 통한 농식품 안전관리기반 구축전략 연구, Seoul: 세계농정연구원, p65, 107, 108, 110
5) 세계농정연구원 (2007) GAP · Traceability 활성화를 통한 농식품 안전관리기반 구축전략 연구, Seoul: 세계농정연구원, pp96~97

책임 소재를 분명히 하는 이력추적제

1) Regulation(EC) 1760/2000(Beef Labeling Regulation)
2) Regulation(EC) 178/2002 제18조
3) Raul Green, Flore Jeanmart (2007), Socio-economic Impacts and Implementation Strategies of Traceability System in EU, International Symposium on Traceability for Food Safety, Rural Development Administration, pp95~110
4) Hiroko Aoyama (2007) Beef traceability system in Japan settled down like this, The Farmers Newspaper, Oct. 7, p8
5) Park, SG (2009) 쇠고기 이력추적제 22일부터 전면 시행, The Farmers Newspaper, June 22

6) Hiroko Aoyama (2007), Beef traceability system in Japan settled down like this, The Farmers Newspaper, Oct. 7, p8
7) Park, CS (2007), Shandong state leads the export of the agricultural production in China, The Farmers Newspaper, May 28, p8
8) 9) Ryu, SY (2009) 쇠고기 이력추적제 전면 시행 한 달, The Farmers Newspaper, July 24

원산지통제명칭(AOC)의 시사점

1) http://100.naver.com/100.nhn?docid=794049
2)3) http://en.wikipedia.org/wiki/Appellation_d%27origine_contr%C3%B4l%C3%A9e
4) http://100.naver.com/100.nhn?docid=883189

✚ 제6장 식품 안전을 위해 고려해야 할 것들

생물다양성을 되살려라

1) FAO (1996) State of the World's Plant Genetic Resources, Rome: Food and Agriculture Organization
2) Ausubel, K (1994) Seeds of Change, San Francisco: HaperCollins
3) Halweil, B (2000) 'Where have all the farmers gone?' World Watch, 13, 5, Sept-Oct, pp12~28
4)Henry, M (2001) 'Sow few, so trouble', Green Futures, 31, pp40~42
5)McMichael, P (2000) 'Power of Food', Agriculture & Human Values, 17, pp21~33
6)Lang, T and Heasman, M (2006) Food Wars: The Global Battle for Mouths, Minds and Markets, London: Earthscan, p222
7)Henry, M (2001) 'Sow few, so trouble', Green Futures, 31, pp40~42
8)Heffernan, W (1999) Consolidation in the food and agriculture system, Washington DC: National Farmers Union, p14
9)Halweil, B (2004) Eat Here, New York: World Watch Institute(한국어판 5장 115쪽)

식품 이동 거리를 축소시켜라

1) Park, M (2007) Food & Fuel, Nov. 5, Seoul: The Farmers Newspaper, p15
2) Jones, A (2001) Eating Oil: Food Supply in a Changing Climate, London: Sustain, p1, 10, 14, 30, 31
3) Hora, M and Tick, J (2001) Farm to Table: An Iowa Perspective on How Far Food Travels, Fuel Usage, and Greenhouse Gas Emissions, Ames, Iowa: Leopold Center for Sustainable Agriculture, Iowa State University, p1, 2
4) Halweil, B (2004) Eat Here, New York: Worldwatch Institute, p62, 63(한국어 번역판)

전원도시 건설과 도시농업
1) Halweil, B (2004) Eat Here, New York: Worldwatch Institute, p124(한국어 번역판)
2) Halweil, B (2004) Eat Here, New York: Worldwatch Institute, p126, 127(한국어 번역판)
3) Park, J (2003) A Visit to Cuba in Search of Organic Agricultural Model, June 16, Seoul: The Farmers Newspaper, p6
4) Park, J (2003) A Visit to Cuba in Search of Organic Agricultural Model, June 18, Seoul: The Farmers Newspaper, p6
5) Halweil, B (2004) Eat Here, New York: Worldwatch Institute, p127, 128(한국어 번역판)

생태계와 인간의 상호 연결
1) Lovelock, J (1982) Gaia: A New Look at Life on Earth, Oxford: Oxford University Press
2) ME (2007) 환경 규제 지역의 Eco-City Model, Gwacheon: Ministry of Environment, p6

생태계와 어울리는 농업
1) Benbrook, C, Zhao, X, Yanez, J, Davies, N and Andrews, P (2008) New Evidence Confirms the Nutritional Superiority of Plant-Based Organic Foods, State of Science Review, March, The Organic Center, p3, 4, 42
http://www.ifoam.org/growing_organic/1_arguments_for_oa/food_quality/f_quality_main_page.html
2) http://www.fibl.org/de/startseite.html
http://www.ifoam.org/growing_organic/1_arguments_for_oa/food_quality/f_quality_main_page.html

유기농업은 건강하다
1) IFOAM (2008) The World of Organic Agriculture, Statistics & Emerging Trends 2008, Bonn: International Federation of Organic Agriculture Movements, p16
2) http://www.ifoam.org/growing_organic/2_policy/criticisms_misconceptions_main_page.php
3) http://www.ifoam.org/about_ifoam/principles/index.html
4) Benbrook, C, Zhao, X, Yanez, J, Davies, N and Andrews, P (2008) New Evidence Confirms the Nutritional Superiority of Plant-Based Organic Foods, State of Science Review, March, The Organic Center, p3, 4, 42

신토불이, 슬로푸드 그리고 지산지소
1) Park, J (1995) Green Thirst, Seoul: Kiwonjeon, p39
2) Park, J (2006) A study on the development method of korean native food industry, Seoul: Dongguk University, p34
3) Kim, B (2006) 'National Agricultural Cooperative Federation operates 52 farmers markets

before New Year's day', Seoul: The Farmers Newspaper, 20 January
4) http://www.slowfood.com
5) 山崎誠 (2003) A commensal way of producers with consumers, June, Seoul: Country Living, p67

채소, 과일 소비 운동

1) WHO (2003) World Health Report, Reducing Risks, Promoting Healthy Lives, Geneva: World Health Organization
2) http://www.who.int/dietphysicalactivity/publications/facts/fruit/en/
3) WHO and FAO (2003) Expert Report on Diet, Nutrition and the Prevention of Chronic Diseases, Technical Report Series 916, Geneva: World Health Organization, Rome: Food and Agriculture Organization
4) IARC (2003) Handbook on Fruit and Vegetable Consumption and Cancer Prevention, Lyon: International Agency for Research on Cancer
5) Park, JG (2008) Do you know 5-a-day? The Farmers Newspaper, January 14, p15
6) Ministry of Health and Welfare (1999) Dietary Guidelines for Adults in Greece, Athens: Hellenic Ministry of Health, Supreme Scientific Health Council. http://www.nut.uoa.gr

✚ 제7장 식탁 위의 코스모스를 위하여

가장 확실한 안전, 농식품 자가 생산

1) 이경석 (2009) 외국의 도시농업은, 농민신문, 9월 14일자

파머스마켓과 '얼굴' 있는 농산물

1) Source: http://www.ams.usda.gov/farmersmarkets/FarmersMarketGrowth.htm
2) Source: http://www.ams.usda.gov/USDA_markets.htm

안전 농식품망 구축과 시민지원농업

1) Cha, T (2006) Seven Farm Stay Villages, the inaugural number 'I Love Farm', Seoul: The Headquarters of I Love Farm Movement, p18-21
2)http://blog.daum.net/ppippsing/11787534

단체급식과 음식점의 식단 개선

1) 농민신문 (2009) 친환경농산물 학교급식 활성화해야, 10월 14일자, 15면

정부, 기업 및 시민단체의 역할
1) European Commission (2005) Ban on antibiotics as growth promoters in animal feed enters into effect, press releases, December 22

✚ 에필로그

1) Lang, T and Heasman, M (2004) Food Wars: The Global Battle for Mouths, Minds and Markets, London: Earthscan (한국어판 93~94쪽)